CONSIDÉRATIONS

SUR LA

FISTULE A L'ANUS

CHEZ LES TUBERCULEUX

PAR

Arthur HUGARD

DOCTEUR EN MÉDECINE DE LA FACULTÉ DE PARIS

MÉDECIN STAGIAIRE AU VAL-DE-GRACE

PARIS

ALPHONSE DERENNE

52, boulevard Saint-Michel, 52.

1881

CONSIDÉRATIONS

SUR LA

FISTULE A L'ANUS

CHEZ LES TUBERCULEUX

PAR

Arthur HUGARD

DOCTEUR EN MÉDECINE DE LA FACULTÉ DE PARIS

MÉDECIN STAGIAIRE AU VAL-DE-GRACE

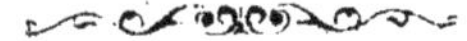

PARIS

ALPHONSE DERENNE

52, boulevard Saint-Michel, 52.

1881

A MON PÈRE ET A MA MÈRE

A MON FRÈRE ET A MA SŒUR

MEIS ET AMICIS

A MON ONCLE LE DOCTEUR L. HUGARD

A MON PRÉSIDENT DE THÈSE

M. LE PROFESSEUR DUPLAY

A MES PREMIERS MAITRES

DE L'ÉCOLE DE MÉDECINE DE DIJON

CONSIDÉRATIONS SUR LA FISTULE A L'ANUS

CHEZ LES TUBERCULEUX

AVANT-PROPOS

L'histoire de la fistule à l'anus date des premiers temps
de la médecine, puisque l'on en trouve une description dé-
taillée dont les premiers ouvrages qui se soient occupés
de science médicale. L'étude de la fistule anale, envisagée
dans ses rapports avec la phthisie, est de date beaucoup
plus récente, ce qui n'empêche que depuis plus d'un siècle,
un grand nombre d'auteurs et des plus éminents ont cher-
ché, chacun dans sa sphère, à éclairer quelque point de la
question. Le sujet pourrait donc paraître épuisé. La vérité
est que les médecins qui ont écrit sur la phthisie, les chirurgiens qui ont traité des fistules anales n'ont examiné
cette question que d'une façon accessoire, sans se détourner
longtemps du sujet plus général qu'ils avaient en vue. Il en
résulte que s'il a beaucoup été écrit sur la fistule à l'anus
chez les tuberculeux, il existe à peine, et dans ces dernières
années seulement, quelques tentatives pour en faire une
étude complète.

Notre but n'est pas de combler définitivement cette la-
cune, ce qui serait au-dessus de nos forces, mais simple-

ment de rassembler les documents épars et de les grouper pour nous permettre d'ébaucher quelques conclusions découlant de l'ensemble des opinions et des faits. Nous verrons, chemin faisant, combien de points restent encore à élucider, et quel vaste champ d'observation et d'expérimentation laissent encore après elles ces questions très banales en apparence.

DIVISION DU SUJET

L'historique des fistules a été fait si souvent, que nous croyons inutile de nous y arrêter, pour en faire un chapitre spécial. Du reste, dans le courant de notre description, nous aurons soin, pour chaque question, de grouper les opinions par ordre, de telle façon qu'il soit possible jusqu'à un certain point de reconstituer l'histoire que nous avons omis de faire à dessein. Nous diviserons notre sujet en trois chapitres : Dans le premier nous examinerons les diverses opinions qui ont été émises sur l'étiologie et la pathogénie des fistules à l'anus chez les tuberculeux, tâchant d'en faire une étude critique qui nous permette d'arriver à admettre certaines causes comme probables, à en rejeter d'autres comme contraires à l'observation des faits.

Dans le second chapitre, nous traiterons de l'anatomie pathologique, des symptômes et du diagnostic.

Enfin le troisième sera réservé au traitement, mais plutôt à la discussion de ses indications qu'au mode opératoire proprement dit.

CHAPITRE 1

ÉTIOLOGIE ET PATHOGÉNIE.

Avant d'entrer complètement dans le sujet, il convient tout d'abord de justifier ce titre de fistules chez les tuberculeux, c'est-à-dire de préciser jusqu'à quel point les phthisiques sont plus particulièrement exposés à voir se développer chez eux des fistules à l'anus.

Cette relation a totalement échappé aux anciens; et si Hippocrate et ses successeurs ont signalé la présence des hémorrhoïdes chez les phthisiques, ils ne se sont jamais doutés qu'il existât un rapport entre la fistule et la phthisie. Il serait également impossible de rencontrer la moindre allusion au sujet qui nous occupe, dans les auteurs du moyen-âge.

Il est très difficile de préciser vers quelle époque l'attention des observateurs a été attirée sur ce point. Quoi qu'il en soit, il est bien certain que les médecins de la fin du xviie siècle et du commencement du xviiie connaissaient déjà cette fréquence des fistules à l'anus chez les phthisiques, puisque nous voyons Bordeu non-seulement la proclamer, mais encore la considérer comme étant un phénomène de bon augure.

Cette opinion devait même être assez répandue dans le monde médical, car un siècle plus tard Laennec (1) la cri-

1. Laennec. *Traité de l'auscultation.* Tome II.

tiqué en ces termes : « Une opinion assez commune, à laquelle l'adhésion de Bordeu a donné du poids, veut que les phthisiques soient assez sujets aux fistules à l'anus, qui retardent chez eux le terme fatal. J'ai eu rarement occasion de rencontrer cette coïncidence, et elle m'a paru le plus souvent sans influence sur la marche de la maladie. »

Cette opinion est partagée par Louis et Andral, ce dernier dit n'avoir trouvé qu'une fistule à l'anus chez 800 phthisiques.

Actuellement cette fréquence de la fistule à l'anus dans la phthisie, est généralement admise et on la trouve signalée dans la plupart des ouvrages classiques.

Mais où les divergences d'opinions éclatent, c'est quand il s'agit de préciser par des chiffres ce rapport entre phthisiques et fistuleux. Grisolle (1) donne un chiffre approximatif de 2 fistules pour 2 ou 300 phthisiques.

Groshaus de Rotterdam (2) dit que le rapport de 1/800 donné par Andral est bien au-dessous de la vérité. M. Spillmann (3), en consultant la statistique des hôpitaux de Paris dans les années 1861, 1862, 1863, et, s'appuyant sur le rapport donné par Allingham, est arrivé indirectement au chiffre de 1/200. Mais ce chiffre obtenu par le calcul ne saurait évidemment avoir la moindre valeur.

M. Pourieux (4) donne le chiffre de 5/100. Nous ran-

---

1. Grisolle, t. II, *Traité de pathologie interne*, p. 526, édition 1879.

2. Grosham. *Journal de médecine de Bruxelles*, 1847, tome V, p. 446.

3. Spillmann. Th. d'agrégation. Paris 1878. *De la tuberculisation du tube digestif.*

4. Pourieux. Th. de Paris 1874. *Recherches sur la fréquence des fistules à l'anus, otites et panaris chez les tuberculeux.*

geant à l'opinion de M. Trélat (*Cours de la Faculté de médecine*, 1878), qui est d'avis que la fistule à l'anus et la phthisie pulmonaire coïncident plus souvent qu'on ne le croit généralement, nous croyons que ce dernier chiffre est celui qui se rapproche le plus de la vérité. En effet, si les médecins n'ont pas toujours été frappés du grand nombre de tuberculeux porteurs de fistules, c'est qu'ils n'ont pas dirigé leurs recherches dans ce sens. L'exploration de l'anus n'est pas de celles qui s'imposent à l'observateur. Pour l'examiner, il faut y songer et pour y découvrir une fistule, il ne suffit pas de s'en rapporter aux assertions du malade, mais il faut faire très attentivement l'exploration de la région, car si l'on se borne à un examen superficiel, on pourra très bien passer à côté d'un orifice fistuleux, soit très petit, soit caché dans un pli de l'anus, soit encore situé trop haut pour que le regard puisse l'atteindre. Car il faut bien savoir que les malades cachent souvent leur infirmité même au médecin, soit par respect humain, soit à cause de l'ennui que leur cause une exploration dans cette région. Les hommes ont parfois de ces pudeurs, mais si on a affaire à des femmes, elles préféreront souvent souffrir plutôt que d'appeler l'attention du médecin sur une affection qu'elles s'imagineront être répugnante à tous les yeux.

Aussi pour faire une statistique exacte faudrait-il examiner scrupuleusement les anus de tous les phthisiques qu'il est donné d'observer. M. Pourieux paraît s'être placé dans les conditions voulues. Les recherches ont porté sur 400 phthisiques, 12 étaient porteurs de fistules à l'anus; 6 s'étaient fait opérer de fistules dont ils étaient guéris; enfin, 4 avaient eu seulement des abcès dans cette région.

En Angleterre, Allingham (1) a fait à l'hôpital Saint-Marc la statistique inverse et il a trouvé que sur 100 individus atteints de fistule, il y avait 14 tuberculeux. Cette dernière statistique intéresse plus particulièrement le chirurgien.

Il est également très important de savoir si c'est la fistule qui précède la phthisie, ou si c'est l'inverse qui a lieu. Tantôt la fistule et la tuberculisation pulmonaire débutent en même temps ; tantôt c'est la fistule qui se montre la première, tantôt enfin la fistule n'apparaît que quand les accidents pulmonaires sont déjà nettement accentués. C'est peut-être ce qu'exprimait sous une autre forme, Petri de Marchettis (2) quand il disait que parmi les fistules « les unes locales au début amènent la cachexie des malades et que les autres au contraire semblent être la conséquence d'un état cachectique. »

M. Pourieux nous apprend que dans plus d'un tiers des cas, c'est l'affection locale fistuleuse qui ouvre la scène.

Si la fistule à l'anus est fréquente chez les tuberculeux, c'est, à n'en pas douter, qu'il existe chez eux des causes spéciales qui les font naître. Mais quelles sont ces causes ? Les auteurs ont émis à ce sujet une foule de théories dont nous allons faire un exposé critique :

1° Une des plus anciennes consiste à ne considérer la coïncidence de la fistule et de la phthisie que comme la conséquence de l'amaigrissement qui accompagne la

1. W. Allingham. Traduction par Poinsot. *Maladies du rectum* 1877.

2. Petri de Marchettis. *Observationum medico chirurgicarum sylloge*. Padoue 1664. Traduction de Th. Bonet. Tome III. page 170.

cachexie. Ainsi on a dit que la fonte du tissu cellulaire ischio-rectal mettait la région dans les conditions les plus favorables pour qu'une fistule puisse s'y produire. C'est tout au moins l'avis de M. Désormeaux (1) : « Cette influence se comprend lorsque le malade est arrivé à un certain degré d'émaciation, mais elle échappe jusqu'à présent à toute explication lorsque le malade offre encore son embonpoint naturel et tous les attributs extérieurs de la santé. »

Mais rien n'est moins démontré que cette influence de l'amaigrissement sur la production de la fistule. Pour appuyer cette manière de voir, il faudrait d'abord prouver que tous les sujets maigres sont, par le fait même de leur émaciation, prédisposés aux fistules à l'anus. Or, nous ne voyons pas que les faits répondent à cette assertion, et Boyer (2) nous dit que les fistules se rencontrent aussi bien chez les individus gras que chez les sujets amaigris.

On s'est trop laissé aller ici à des interprétations théoriques, paraissant d'ailleurs être d'autant plus fondées, qu'elles s'appuyaient en apparence sur les dispositions anatomiques de la région. On sait, en effet, que de chaque côté de l'anus se trouve un espace que M. le professeur Richet a comparé à un bonnet de police, c'est l'espace pelvi-rectal inférieur ou creux ischio-rectal, complètement rempli de graisse à l'état normal, ayant la forme d'une pyramide dont la base constituée par la peau est limitée en avant par le transverse superficiel du périnée, en arrière,

1. Désormeaux. *Art. fistule. Dict. de médecine et de chirurgie pratique.*

2. Boyer. *Traité dés maladies chirurgicales*, tome X, p. 30.

par le bord inférieur du muscle grand fessier, en dedans par l'anus et en dehors par l'ischion, dont la paroi interne répond au muscle releveur de l'anus doublé d'un feuillet aponévrotique et dont la paroi externe est formée par l'ischion et l'aponévrose de l'obturateur interne qui est très résistante. Deux prolongements, l'un antérieur au-dessus du transverse, l'autre postérieur au-dessus du grand fessier, donnent à l'excavation sa forme spéciale.

Or voici ce qu'on a dit : le tissu cellulaire venant à disparaître du creux ischio-rectal l'anus n'est plus soutenu, le rectum est là comme un « battant dans une cloche. » Les veines sont tiraillées en l'absence de leur moyen de soutien, le tissu cellulaire, de là tendance aux inflammations, aux phlegmons qui dévorent le tissu cellulo-graisseux qui reste et viennent s'ouvrir à l'extérieur, laissant à leur lieu et place une cavité que rien ne remplit. Les parois étant rigides ne peuvent se rejoindre, la fistule est formée. C'est cette explication que M. le professeur Verneuil (1) a qualifiée de joli petit roman et pour les raisons suivantes. La rigidité inflexible des plans qui limitent la fosse ischio-rectale n'est nullement démontrée. Les parois des fistules anales sont souvent si peu écartées qu'on a peine à y introduire une sonde cannelée. Pourquoi la membrane inodulaire qui les tapisse est-elle ici impuissante à rapprocher les plans de la fosse ischio-rectale, quand ailleurs elle est assez énergique pour dévier les membres pesants et les souder à angle aigu etc. ? (Verneuil).

Nous ajouterons que très-souvent chez les tuberculeux

---

1. Verneuil, *De la chirurgie réparatrice* 1875, p.219.

les fistules ne pénètrent pas dans la fosse ischio-rectale, mais sont simplement sous-cutanées ou sous-muqueuses.

D'ailleurs, comme le fait remarquer M. Gosselin, cette opinion ne saurait s'appliquer aux fistules qui sont consécutives à de petits abcès. Nous verrons que les fistules de cette espèce sont les plus communes chez les tuberculeux.

2° Une autre opinion qui se rapproche de la précédente est celle qui prétend expliquer la formation de la fistule chez les tuberculeux par le fait seul de la cachexie. L'état cachectique, l'affaiblissement de la constitution suffiraient à produire l'abcès et la fistule consécutive, indépendamment de toute irritation locale. Il suffit de faire remarquer que, dans un grand nombre de cas, la fistule est le premier accident qui se manifeste chez un individu dont la constitution ne porte pas encore l'empreinte de l'affection spécifique, pour réduire déjà singulièrement le nombre des cas de fistules imputables à la cachexie seule. Du reste pour en arriver à adopter cette cause générale, dont l'effet local est difficile à comprendre, il faudrait démontrer qu'il n'existe aucune cause locale pouvant déterminer, toute cachexie à part, la formation de la fistule. Or, nous allons voir que ces causes sont tellement nombreuses qu'elles sont précisément une des principales difficultés pour constituer une étiologie spéciale aux tuberculeux. Cet état cachectique, s'il n'a pas l'influence qu'on a bien voulu lui attribuer, joue cependant un rôle très-important, en ce sens qu'il prédispose l'organisme à la suppuration, de sorte que la plus légère irritation qui dans une constitution moins appauvrie serait incapable de produire un désordre apparent, sera susceptible ici de se terminer par la formation d'un abcès.

Mais toujours est-il qu'il faut une cause déterminante, agissant localement, secondée il est vrai par un état général qui en rend les effets plus certains.

3° De tout temps, on a signalé chez les phthisiques une pléthore abdominale, se traduisant du côté de l'anus par des dilatations veineuses (ou hémorrhoïdes), par une coloration plus vive de la marge de l'anus et une congestion plus ou moins intense de la muqueuse ano-rectale. Rien de plus rationnel par conséquent, que d'avoir fait jouer à la congestion de la partie inférieure du tube digestif un rôle prépondérant dans l'étiologie de la fistule à l'anus chez les tuberculeux, étant admis d'ailleurs et parfaitement démontré que les hémorrhoïdes déterminent assez fréquemment des fistules anales. Ribes était même allé jusqu'à penser que le trajet fistuleux n'était autre chose qu'une veine vide.

Clark, Schonlein, considèrent la pléthore abdominale comme la principale cause de la fistule à l'anus.

Groshaus s'exprime ainsi : « On rencontre souvent dans la phthisie des hémorrhoïdes, qui d'après notre conviction se développent chez certains phthisiques, sous l'influence des mêmes causes, qui chez d'autres déterminent des fistules. L'autopsie est souvent venue confirmer notre opinion, et maintes fois nous avons vu dans les cadavres de phthisiques un engorgement notable des vaisseaux de la cavité abdominale et surtout un état phlegmasique du rectum.... Dans notre pays, il se présente souvent chez les phthisiques un état fluxionnaire et un embarras dans la circulation abdominale, qui donne lieu à des irritations chroniques, occasionnent chez beaucoup d'individus des hémorrhoïdes et finissent chez les autres, et moins rarement que l'on n'a cru, par amener des fistules. »

De la congestion à l'inflammation, il n'y a qu'un pas. Aussi voyons-nous la phlébite être regardée comme une cause fréquente de fistule à l'anus chez les tuberculeux. La théorie est de M. Desprès (1) qui la formule de la façon suivante : « Chez les malades dysentériques et tuberculeux, qui ont les diarrhées fréquentes prodromiques de la tuberculose, la fistule à l'anus arrive par un mécanisme analogue. Il y a une phlébite périrectale, c'est-à-dire une thrombose des veines rectales qui est suivie d'un abcès autour de la veine, et il se produit un petit abcès à la marge de l'anus. Ce qui permet de juger la question de cette manière, c'est en premier lieu que l'on sent dans le rectum des tuberculeux, des veines noueuses que plusieurs chirurgiens appellent des tubercules de la muqueuse ; et lorsqu'on touche le rectum, le malade ayant une fistule anale, on sent autour de la fistule des indurations de ce genre. En second lieu, lorsqu'on est appelé à ouvrir l'abcès à l'anus qui suit ces phlébites, ont voit sortir avec le pus un caillot sanguin ayant la forme d'une veine. »

Cette étiologie peut expliquer bon nombre de fistules complètes ou borgnes internes, mais elle ne comporte certainement pas tous les cas, et ceux en particulier où la fistule débute par ces petits abcès tuberculeux de la marge de l'anus qui ne sont certainement pas consécutifs à une phlébite. Il suffit pour s'en convaincre d'examiner le mode de formation de ces petits abcès que nous étudierons du reste, en traitant de l'anatomie pathologique des fistules.

1. Desprès, Pratique journalière de la chirurgie 1877, p. 400.

4° M. Férréol (1) croit que ces abcès se développent dans les glandes folliculo-sébacées qui entourent la marge de l'anus. Nous verrons en terminant cette étiologie s'il ne serait pas possible de leur assigner un autre siége.

5° Presque tous les auteurs s'accordent à dire que la diarrhée, si fréquente chez les phthisiques, est une cause permanente d'irritation pouvant déterminer une fistule à l'anus.

On a peut-être exagéré la valeur de cette étiologie spéciale aux tuberculeux. La diarrhée est sans contredit une cause d'irritation et elle prédispose aux inflammations de l'anus et du rectum, mais les fistules à l'anus chez les tuberculeux peuvent se produire en son absence et il est même beaucoup plus fréquent de les voir au début coïncider avec la constipation. Et cela devait être puisque nous avons vu que, dans plus d'un tiers des cas, la fistule à l'anus était un précurseur de l'affection spécifique, et que dans beaucoup d'autres les deux affections débutaient en même temps. Or, la phthisie au début loin de produire la diarrhée s'accompagne presque toujours de constipation, ce n'est que plus tard que la diarrhée fait son apparition. Si donc, dans certains cas, la diarrhée est susceptible de déterminer une inflammation à la marge de l'anus ou sur la muqueuse rectale, inflammation qui aura pour conséquence un abcès, point de départ d'une fistule, il faut bien dire aussi que la plupart des fistules ne sauraient reconnaître cette cause et que par conséquent leur fréquence chez les tuberculeux doit être soumise à une étiologie plus constante.

1. Ferréol *Bull. de la Société, méd. des hôpitaux*, 12 juin 1874.

6° Ces abcès qui précèdent l'établissement des fistules anales ne pourraient-ils pas provenir de noyaux tuberculeux développés soit sur la muqueuse rectale, soit dans les glandes, soit dans le tissu cellulaire? En un mot les fistules à l'anus chez les tuberculeux ne sont-elles pas des fistules tuberculeuses? Tel est le grand problème de l'étiologie de la fistule anale chez les phthisiques. Malheureusement il est à peu près impossible, dans l'état actuel de la science, de le résoudre d'une façon décisive, pour la bonne raison qu'on n'est pas encore arrivé à démontrer des granulations tuberculeuses dans l'intérieur des trajets fistuleux. Du reste, pour faire éclater l'indécision qui règne, à ce sujet, il suffit de citer les opinions des principaux auteurs qui se sont occupés de la question.

M. Gosselin (1) dit que la lésion tuberculeuse locale n'a pas encore été démontrée, mais que l'on peut admettre que les tuberculeux sont prédisposés à la suppuration de la marge de l'anus, sans qu'il soit possible d'expliquer positivement cette singulière coïncidence.

M. Peter (2), dans ses cliniques, après avoir noté deux cas de phlegmons anaux guéris par résolution, semble peu partisan de la tuberculisation locale : « Le phlegmon anal ou la fistule dérivent-ils d'un tubercule sous-jacent? Il se peut et la chose est si vraisemblable qu'elle a été admise bien qu'hypothétiquement par d'excellents observateurs. Mais qu'il s'en faut qu'elle soit démontrée. Aucune autop-

---

1. Gosselin, *Art. Anus du Dict. encyclopédique.*
2. Peter. Cliniques tome II. *Abcès de l'anus et tuberculisation pulmonaire.* Page 408.

sie ne l'a prouvée et des faits tels que les deux premiers sont là pour la contredire. »

Hérard et Cornil sont d'un avis différent : « Il semble que ces fistules sont le plus souvent précédées de phlegmons développés dans le tissu cellulo-graisseux qui entoure l'extrémité inférieure de l'intestin et nous avons pu faire cette remarque que le pus contenu dans quelques-uns de ces abcès avait tous les caractères physiques et microscopiques de la matière caséeuse (tuberculeuse des auteurs). »

Pour M. D. Mollière, « dans quelques circonstances rares, très rares même, le premier stade de l'affection est une ulcération de nature tuberculeuse qui se produit sur la muqueuse intestinale; la lésion est d'emblée spécifique, mais ordinairement on peut même dire presque toujours, les fistules des phthisiques ne diffèrent en rien au point de vue de leur nature de celles que l'on observe chez les individus sains.

Allingham, dont la compétence en fait de maladies de l'anus n'est pas discutable, ne paraît pas avoir plus que les autres auteurs des idées bien précises à ce sujet : « Certainement la fistule chez les phthisiques débute souvent par une ulcération du rectum. Mais l'ulcération tuberculeuse bien que commune dans l'intestin grêle chez les jeunes sujets est rare chez l'adulte et surtout rare dans le rectum.

Culing croit que les fistules à l'anus chez les tuberculeux viennent de la fonte tuberculeuse de la muqueuse rectale.

Volkmann partage cette opinion : « Ces sortes de fistules proviennent évidemment d'un tubercule de la muqueuse rectale avec ulcérations consécutives ; elles ont la même signification que les ulcérations scrofuleuses avec décollement cutané que l'on rencontre si fréquemment au cou, sur le sternum et aux articulations et qui, d'après les recherches faites par Friedlinder à notre clinique, proviennent toujours d'une tuberculisation. »

Cet aperçu des opinions émises par les principaux auteurs qui se sont occupés des fistule à l'anus chez les tuberculeux prouve suffisamment que rien n'est encore démontré sur la nature tuberculeuse de ces fistules et que de toutes les opinions que nous venons de passer en revue, il n'en est aucune qui sorte du domaine de l'hypothèse, c'est-à-dire qui puisse se dire appuyée sur des autopsies et des recherches micrographiques.

Nous n'avons vu figurer dans aucun auteur les ulcérations tuberculeuses de l'anus comme causes des fistules anales. C'est qu'en effet on s'accorde à reconnaître que ces altérations n'offrent jamais ni fissures ni anfractuosités profondes; que jamais elles ne creusent de trajet fistuleux et qu'elles ne sont même accompagnées ni d'induration ni de gonflement (1).

Quant aux ulcérations rectales tuberculeuses, s'il n'est pas impossible qu'elles soient quelquefois le point de départ des fistules à l'anus, on peut presque affirmer qu'elles entrent pour une bien faible part dans leur mode de formation, et par conséquent la fréquence des fistules ne saurait se rapporter à cette cause.

En effet : 1° les fistules borgnes externes sont en dehors de cette étiologie ; 2° d'après Allingham l'ulcération tuber-

____

1. Cornil. *In étude clinique sur les ulcérations intestinales par Péan et Malassez*, 1871.

culeuse du rectum est très rare chez l'adulte ; 3° Louis n'a vu manquer la diarrhée que 5 fois sur 112 cas d'ulcérations intestinales dans la tuberculose, ce qui nous permet d'éliminer les nombreux cas où la fistule débute avec de la constipation ; 4° nous citons une observation (n° VII) dans laquelle fistule et ulcérations coexistaient sans avoir entre elles aucun rapport de cause à effet ; 5° les ulcérations intestinales sont une manifestation tardive de la tuberculose (M. Peter) ; or, dans plus d'un tiers des cas, la fistule se montre avant l'apparition des phénomènes pulmonaires. L'élimination de cette étiologie dans les circonstances que nous venons d'indiquer laisse à prévoir qu'elle est en somme secondaire, aussi est-il fort probable que Brodie, Curling, Volkmann en ont singulièrement exagéré l'importance.

Il ne faudrait cependant pas repousser complètement cette étiologie puisque la plupart des auteurs l'admettent sans conteste. Un des cas les plus probants de ce mode de début des fistules est celui qui se trouve consigné dans *le Bulletin de la société anatomique* de 1834. Il démontre clairement que la fistule a débuté par une ulcération du rectum.

7° Le processus, au lieu de débuter par une ulcération tuberculeuse de la muqueuse, pourrait, suivant certains auteurs, évoluer en dehors d'elle, et prendre son point de départ soit au-dessous de la muqueuse, soit dans le tissu cellulaire, soit dans les glandes marginales de l'anus, soit même dans les sphincters. M. Mollière dit, en effet, avoir rencontré des granulations tuberculeuses entre les fibres du sphincter.

Mais il faut bien dire que sur ce terrain tout n'est que

pure hypothèse et que personne jusqu'ici n'a vu la fonte de granulations tuberculeuses être la cause déterminante d'une fistule à l'anus. Des recherches ultérieures pourront peut-être démontrer ce mode de début, mais jusqu'à plus ample informé, il n'est guère permis d'en faire une étiologie spéciale.

C'est autant le besoin d'expliquer la fréquence de la fistule anale chez les tuberculeux, que la considération des caractères spéciaux revêtus par elle, qui a poussé les auteurs à accuser l'élément spécifique d'être l'origine de tous les phénomènes observés. Cet élément spécifique, n'étant rien moins que démontré, il est intéressant de savoir si l'on ne pourrait en son absence tenter une explication plus particulièrement applicable aux phthisiques et pouvant rendre compte chez eux de la prédisposition qui nous occupe.

8° On a considéré l'inflammation des glandes folliculo-sébacées de la marge de l'anus comme étant une des causes d'abcès aboutissant aux fistules.

Nous nous sommes demandé si cette inflammation ne siégerait pas plutôt dans les glandes sudorifères et pour les raisons suivantes :

1° En dehors de la phthisie, on a signalé comme produisant des fistules toutes les causes qui provoquent un travail exagéré des glandes sudorifères, telles que l'exercice du cheval, les marches forcées, les frottements, etc.

2° Les fistules sont surtout communes chez les personnes qu'une humidité constante de l'anus et de son voisinage expose tout particulièrement au prurit anal, à l'intertrigo, aux inflammations superficielles,

3° Chez les phthisiques il est de règle que les glandes

sudorifères sécrètent abondamment, elles sont par conséquent dans d'excellentes conditions pour passer d'un état
congestif habituel, à un état inflammatoire, surtout si le
glomérule est le siège d'une dilatation morbide offrant l'aspect et tous les caractères des kystes, ce qui est assez fréquent, suivant M. Sappey.

« Dans la première période de leur développement, dit
M. Sappey, ces kystes communiquent avec le tube sudo-
rifère et conservent une forme ovoïde. Dans la seconde,
toute communication disparaît et le kyste prend une forme
sphérique; il est alors aussi volumineux que le glomérule. » Il est dès lors très facile de comprendre que glomérules et kystes puissent s'enflammer simultanément.

4° Les glomérules sont réunis par petits groupes de
quatre à cinq et siègent ordinairement dans le tissu cellulaire
sous-cutané, ils sont entourés d'un riche réseau vasculaire et
d'un plexus nerveux. Cette disposition pourrait expliquer
comment il se fait que l'abcès soit sous-cutané et qu'il ait de
la tendance à produire des décollements soit de la peau soit de
la muqueuse par propagation de l'inflammation au tissu cellulaire circonvoisin. Cette hypothèse pourrait également
rendre compte de la marche lente de l'abcès, de sa délimi-
tation très nettement accusée dans la plupart des cas cas
et de la douleur dont il est le siège au début.

Nous nous hâtons d'ajouter que cette étiologie n'a que la
valeur d'une simple hypothèse.

A côté des fistules superficielles qui sont les plus nombreuses chez les tuberculeux, il faut signaler les fistules
profondes, non plus seulement sous-tégumentaires, mais
sous-sphinctériennes.

Elles sont moins fréquentes que les précédentes et elles peuvent immédiatement être divisées, d'après leur étiologie, en deux groupes distincts :

Les unes prennent naissance soit sur la muqueuse intestinale, soit au voisinage de l'anus et du rectum, les autres proviennent de parties éloignées.

Les premières reconnaissent la même étiologie que les fistules sous-tégumentaires et peut-être plus particulièrement la phlébite périrectale ; quant au rôle possible de tubercules locaux, nous avons à faire à son sujet les mêmes réflexions que précédemment pour les fistules superficielles. Les fistules profondes de la seconde catégorie ne communiquent jamais avec le tube intestinal. Ce ne sont pas des fistules à l'anus proprement dites, mais des fistules venant s'ouvrir au voisinage de l'anus. Elles ne se rapportent qu'indirectement à notre sujet. Toutefois au point de vue pratique il est indispensable de les faire rentrer dans la catégorie des fistules anales, parce que leur orifice extérieur siège à la marge de l'anus et qu'il se présentera au chirurgien comme celui d'une fistule dont la signification sera du reste ultérieurement définie, par une exploration méthodique ; cette variété de fistules profondes comprend deux groupes bien différents quant à leur siège.

Les unes occupent seulement l'espace pelvi-rectal inférieur et proviennent de suppurations fournies par les os du petit bassin, suppurations qui peuvent du reste être d'origine tuberculeuse pour les cas qui nous occupent ; tel est le cas qui se trouve consigné dans les *Archives de médecine de* 1836. Il s'agit d'une jeune femme offrant plusieurs signes de tuberculose commençante, qui subit trois opérations successives sans résultat, et chez laquelle les trajets fistuleux conduisaient sur l'ischion droit et au devant du coccyx. Tel est encore le cas de Smith, dans lequel une suppuration des os du bassin avait déterminé une fistule à l'anus.

Les secondes appartiennent à la catégorie des fistules anales, qui, sous le nom de fistules de l'espace pelvi-rectal supérieur, ont été signalées pour la première fois par M. le professeur Richet à la Société de chirurgie et dont M. Pozzi a fait une description magistrale dans sa thèse inaugurale en 1873. Nous trouvons précisément dans cette thèse une observation de fistule de l'espace pelvi-rectal supérieur chez un tuberculeux opéré par M. Richet à l'aide de son entérotome et qui guérit.

Les fistules peuvent provenir de plusieurs sources : des vertèbres, de la prostate, des vésicules séminales, voire des reins etc.

Velpeau (1) dit qu'en 1826, il a fait l'ouverture d'un cadavre dont l'abcès de l'anus avait sa source dans une carie des vertèbres dorsales et il rappelle que Ribes a cité un cas du même genre et que Tulpius dit en avoir observé un qui remontait jusqu'à l'épaule (?)

La fonte des tubercules de la prostate provoque une suppuration qui se collecte en général au-dessus de l'aponévrose prostato-péritonéale, mais peut aussi surtout quand les produits caséeux siègent à la partie postérieure de la prostate, cheminer vers le périnée. Telle est, dit M. Jul-

---

1. Velpeau. *Dict.* en 30 volumes, *Art. anus.* Page 306.

lien (1), l'origine d'un grand nombre de fistules et d'abcès à la marge de l'anus. Ce mode de formation des fistules anales n'est pas aussi fréquent peut-être que le dit M. Jullien, mais il nous suffit qu'il ait été observé pour que nous ayons à en signaler la possibilité.

Les fistules profondes sont, en somme, rares et il est bien plus fréquent de voir les abcès de l'espace pelvi-rectal supérieur, quelle que soit du reste leur provenance, suivre une autre voie que la voie périnéale.

En résumé, nous croyons que l'étiologie de la fistule à l'anus est multiple, et qu'il n'existe pas d'altération locale constante déterminant toujours par le même mécanisme un trajet fistuleux. En un mot, dans l'état actuel de la science nul ne peut affirmer que les fistules chez les tuberculeux soient des fistules tuberculeuses.

1. Jullien Louis. *Art.* prostate (tubercules). *Dictionnaire de médecine et de chirurgie pratique*, tome XXIX, page 686.

CHAPITRE II

Les fistules à l'anus chez les tuberculeux présentent des caractères communs avec les autres fistules, mais elles revêtent aussi une allure spéciale, et ont des phénomènes propres que nous allons plus particulièrement étudier.

Les variétés borgnes externe et complète se montrent chacune en particulier avec une bien plus grande fréquence que la fistule borgne interne. Au début ce sont les fistules externes qui dominent, plus tard, elles peuvent se compléter par extension graduelle du trajet vers l'intestin.

Les fistules sont consécutives la plupart du temps à un abcès de la marge de l'anus. Quelle que soit d'ailleurs son origine, celui-ci apparaît sous l'aspect d'une petite tumeur venant faire saillie sur le plan marginal de l'anus et généralement à une très faible distance de l'orifice intestinal. Cette tumeur dont le volume varie entre celui d'une noisette et d'une grosse noix peut être fluctuante dès le début (abcès profonds), mais il est bien plus fréquent de la voir commencer par une induration, très nettement circonscrite. Le point induré peut persister ainsi une semaine ou deux, sans aucune réaction inflammatoire, sans rougeur ni gonflement de la peau, donnant lieu à des démangeaisons très vives, mais pas en général à une véritable douleur, à moins que le malade ne provoque lui-même une poussée inflammatoire par un grattage répété.

Au bout de ce temps, il arrive parfois que la petite tumeur diminue peu à peu, et finit par disparaître complètement par résolution, mais la règle est qu'elle s'enflamme, se ramollisse, ulcère la peau qui est devenue rouge à son niveau et se vide à l'extérieur par un orifice dont les bords n'ont aucune tendance à se cicatriser. Alors la fistule est formée.

Après l'évacuation du pus, la tumeur s'affaisse, mais ne disparaît pas complètement et constitue un mamelon rougeâtre, au centre duquel apparaît l'orifice fistuleux.

Cet orifice externe est généralement béant et largement ouvert au point d'admettre parfois la pulpe du doigt, à contours irréguliers, à bords déchiquetés, amincis, décollés et d'une coloration rouge violacée. Cette coloration s'étend sur le tégument voisin qui est flasque, mou, sans résistance ni tonicité, dans toute la partie qui recouvrait l'abcès tandis qu'autour du foyer, les tissus sont le plus souvent indurés et sans élasticité. Plus tard, cet orifice se recouvre de fongosités (Mollière).

Tel est l'aspect de l'orifice externe dans la majorité des cas, mais il n'en est pas toujours ainsi. Quelquefois, en effet, l'orifice est régulièrement arrondi et peut être assez petit pour n'admettre que difficilement l'introduction d'un stylet.

Quelle que soit du reste sa forme, cet orifice conduit dans une cavité plus ou moins étendue en superficie, mais peu profonde, présentant souvent des prolongements, surtout du côté du rectum ; le trajet fistuleux s'étend quelquefois

très-loin sous les téguments, car les fistules chez les tuberculeux ont toujours de la tendance à produire des décollements, mais non à s'enfoncer profondément ; elles appartiennent par conséquent à la variété sous-tégumentaire de
M. Gosselin. C'est tout au moins l'avis d'Allingham qui
nous apprend qu'elles ont une disposition à décoller la
peau et la membrane muqueuse avec une rapidité remarquable, mais ne produisent pas de clapiers profonds.

Cependant si cette disposition est la règle, il s'en faut
que toutes les fistules à l'anus chez les tuberculeux soient
sous-tégumentaires. Il en est en effet, qui sont non seulement sous-sphinctériennes, mais encore plongent profondément dans le creux ischio-rectal, et proviennent même
quelquefois de l'espace pelvi-rectal supérieur, ainsi que l'a
bien démontré M. Pozzi. Ces fistules profondes peuvent avoir
des prolongements multiples et constituer des clapiers secondaires autour du rectum. Le pus séjournant dans ces clapiers, les entretient et les agrandit, mais il peut aussi se
putréfier, grâce au voisinage de l'anus, et déterminer tous
les accidents de la résorption putride.

Quelle est la constitution anatomique du trajet fistuleux
chez les tuberculeux ? A priori, il semble que ces trajets
dont la résistance à la cicatrisation est si opiniâtre, même
après l'opération, doivent avoir une structure différente des
autres trajets fistuleux. Mais il est difficile en réalité d'établir cette différence. Aussi nous contenterons-nous d'em-
prunter à l'article fistule du Dictionnaire encyclopédique,
quelques détails sur les fistules en général : « Deux cou-
ches peuvent y être distinguées, la plus interne, villeuse,
facilement saignante, a été comparée à tort par certains au-

teurs à une muqueuse de nouvelle formation, vu sa mollesse, son humidité. C'est en définitive, la membrane pyogénique des anciens ; le microscope y révèle une multitude de bourgeons charnus très-vasculaires, analogues aux villosités qui constituent le trajet fongueux. Autour de ce revêtement intérieur est une couche plus ou moins épaisse de tissu dense et feutré, d'apparence fibreuse, produit de l'irritation chronique ; si la production est poussée assez loin, il arrive à constituer des amas durs et résistants, dont les anciens avaient considérablement exagéré le rôle, les callosités (Pozzi).

Tout ce qu'on peut dire de particulier quand les fistules se montrent chez des tuberculeux, c'est que les bourgeons charnus sont flasques, mous et n'ont aucune tendance à s'agglutiner même lorsqu'on les met au contact ainsi que le feraient des bourgeons de bonne nature ; de plus l'inflammation chronique accumule une grande quantité de tissus fibreux de telle sorte que les trajets arrivent rapidement à présenter une dureté qui tient quelquefois de la dureté du cartilage.

Existe-t-il des productions tuberculeuses dans ces trajets ? Il est impossible dans l'état actuel de la science, de rien préciser à ce sujet. Dans une de nos observations il existait au fond de la plaie, suite de l'opération, de petites granulations rougeâtres et tout autour sous la muqueuse de petits points blanchâtres superficiels ressemblant fort à de petits dépôts caséeux. Y avait-il là production tuberculeuse ? Il est permis de le présumer, mais la démonstration anatomique fait défaut. Des recherches précises sont donc nécessaires pour élucider cette question dont la solution est d'une importance capitale pour compléter l'anatomie pathologique des fistules anales chez les tuberculeux.

L'orifice interne dans les cas de fistule complète est aussi largement ouvert. La muqueuse qui le limite sur les bords présente une coloration plus foncée que celle des parties voisines ; elle est décollée en bas et sur les côtés et quelquefois même ce décollement remonte au-dessus de l'orifice dans une étendue variable. Cette dernière disposition est importante à reconnaître, car si l'on se décide à pratiquer une opération, elle ne sera complète que si l'on incise toute la portion de muqueuse décollée au-dessus de l'orifice. Il est indispensable de préciser la hauteur qu'occupe l'orifice interne dans l'intestin. Autrefois on pensait que son siège habituel était à une grande distance de l'orifice anal, mais Ribes sur quatre-vingts cadavres a toujours trouvé l'orifice interne près de la marge de l'anus. C'est aussi l'avis de Larrey, d'Amussat, de Sabatier, de Velpeau, et de la majorité des auteurs. Disons toutefois que Curling a essayé de battre en brèche cette opinion qu'il prétend être trop générale, attendu qu'il lui est arrivé maintes fois de rencontrer l'orifice interne à une hauteur que le doigt ne pouvait atteindre.

Cet orifice interne peut présenter différents aspects, suivant son origine : ainsi Mollière dit que quand la fistule a eu pour origine une ulcération tuberculeuse, on rencontre des orifices proéminents, arrondis, à bords durs ; et que dans d'autres cas, chez les scrofuleux surtout, on voit un amas de granulations pâles, atoniques saignant au moindre contact.

Ainsi l'orifice interne pourra présenter deux aspects différents suivant que la fistule succédera à un abcès sous-muqueux ou à une ulcération de la muqueuse. Dans le premier cas, la muqueuse sera simplement décollée sur le pourtour de l'orifice ; dans le second, elle sera le siège d'un travail pathologique qui donnera lieu à la formation d'éléments variables qui modifieront l'orifice interne de la fistule.

Les fistules chez les tuberculeux ne s'accompagnent pas généralement de douleurs très vives mais quelquefois cependant elles sont extrêmement douloureuses. Il existe à ce sujet des susceptibilités individuelles qui ne sauraient être imputées ni à la variété, ni à la situation, ni aux caractères anatomiques de la fistule. C'est ainsi que certains tuberculeux peuvent être porteurs de fistules sans s'en douter. Nous avons observé un cas de ce genre en 1878 à l'hôpital Saint-Martin dans le service de M. le médecin en chef Molard. Le malade en question avait une fistule borgne externe dont il ignorait complètement l'existence. Il n'avait jamais souffert au fondement et cependant il présentait un grand décollement de la peau de la marge de l'anus, avec un orifice pouvant admettre facilement l'index. Il était d'ailleurs manifestement tuberculeux.

D'autres fois, et ce sont les cas les plus fréquents, l'attention des malades est mise en éveil par une sensation de démangeaison incommode, de picotement qui les force à se gratter fréquemment et prend à certains moments les caractères d'une véritable douleur quelquefois sourde et continue mais le plus souvent lancinante. Ces phénomènes, qui manquent rarement, à l'époque de la formation de la fistule, alors que l'abcès qui la détermine est sur le point de s'ouvrir, disparaît dès que le pus s'est frayé une route à l'extérieur ; mais comme la fistule ne se cicatrise pas, si elle est complète ou interne, elle est sujette à toutes les causes d'irritation qui se rencontrent à foison dans la région anale, de sorte que la douleur revient à des intervalles irréguliers, subordonnée à l'état de repos ou d'activité des parties, au travail plus ou moins forcé des glandes de la marge de l'anus dont la sécrétion est constante et abondante, aux alternatives de constipation et de diarrhée, etc.

Mais les douleurs vives sont exceptionnelles et elles sont réservées plus généralement à la variété borgne interne qui est presque constamment douloureuse, mais qui fort heureusement aussi est la plus rare.

Aussi ne faut-il pas s'étonner si les phthisiques s'inquiètent souvent fort peu de leur fistule, qu'ils considèrent comme un accident sans importance, tandis qu'ils sont alarmés de la toux, de la diarrhée, des sueurs, des hémoptysies, de l'amaigrissement progressif dont ils souffrent d'une façon plus immédiate. Cette insouciance des malades à l'égard de leur fistule s'explique suffisamment par cette considération que ces fistules étant de préférence borgnes externes, ne permettent pas l'entrée des matières fécales dans leur trajet, que de plus la suppuration n'est pas en général très abondante et que d'autre part les phthisiques porteurs de fistules ont été souvent rassurés par leurs médecins qui leur ont appris à considérer leur fistule comme un véritable bienfait.

Quand les fistules à l'anus sont douloureuses il n'est pas rare de voir les malades démoralisés, tristes, découragés ; leur caractère devient irritable, irrascible. « Ils sentent constamment qu'ils ont un anus, » sensation pénible s'il

en fut et qui peut développer chez eux tous les phénomènes de l'hypochondrie. Cette disposition d'esprit mérite
d'attirer l'attention, non-seulement parce que le malade
souffre et qu'il est urgent de le soulager, mais encore parce
que ce malade est un tuberculeux, et que si cet état men-
tal se prolonge, il se trouve dans les conditions requises
pour que sa phthisie évolue d'une façon rapide. Nous re-
viendrons du reste sur cette question à propos du traitement.

Le pus qui s'écoule des fistules en se mélangeant avec
les matières fécales, la sueur, l'urine, les liquides du vagin
amène rapidement, si les soins de propreté ne sont pas constants, une irritation qui se traduit par de l'intertrigo et de
l'érythème. Il en résulte une cuisson désagréable qui
pousse le malade à se gratter ce qui augmente d'autant
l'inflammation. Ce pus est généralement peu abondant, de
mauvaise nature, non louable et presque toujours d'une
extrême fétidité.

DIAGNOSTIC

Ce serait sortir de notre sujet que d'indiquer les moyens d'exploration qu'il convient d'employer pour faire le diagnostic des fistules anales ; il ne nous appartient pas non plus de différencier les diverses variétés de fistules. Pour ce qui regarde notre sujet, la question du diagnostic se pose de la façon suivante : est-il possible à la seule inspection d'une fistule anale de reconnaître si elle est en rapport avec la phthisie ? Pour Allingham ce diagnostic peut être porté quelquefois à la simple vue de la fistule, c'est quand l'orifice externe est large, déchiqueté, à bords décollés, ramollis et violacés, quand le pus est peu louable et en petite quantité, quand la marge de l'anus est recouverte de poils longs, frisés et soyeux, quand le spincter anal est peu serré et que la muqueuse a une couleur très foncée, qu'il serait possible de porter le diagnostic de phthisie, la marche et le mode de début pourront aussi être un des éléments du diagnostic. C'est ainsi qu'il faudra se défier de ces fistules qui succèdent à des abcès à évolution peu rapide et qui ont de la tendance à décoller les téguments dans une grande étendue. L'ensemble de ces signes peut faire présumer la tuberculose, mais il sera absolument nécessaire de s'assurer de l'exactitude du diagnostic présumé, par l'examen complet de la poitrine, des testicules, de la prostate, etc.

CHAPITRE III

Discussion des indications et contre-indications de l'opération.

Notre intention n'est pas ici de retracer l'histoire des différents procédés qui ont été employés depuis Hippocrate jusqu'à nos jours pour la cure de la fistule à l'anus, ni de discuter la valeur comparative des nombreuses opérations qui ont été successivement en honneur auprès des chirurgiens de toutes les époques. Pour tout ce qui a rapport à ce sujet nous nous contenterons de renvoyer à l'article Anus du *Dictionnaire encyclopédique* et du *Dictionnaire de médecine et de chirurgie pratiques* et aux traités d'Allingham et de Mollière, dans lesquels la question est largement traitée.

Notre but est simplement d'examiner quelles ont été les opinions des chirurgiens et des médecins sur l'opportunité de l'opération chez les tuberculeux, de discuter l'influence de l'intervention chirurgicale sur la marche de l'affection spécifique, d'indiquer les circonstances où cette intervention nous paraîtra permise ou contre-indiquée, et enfin nous terminerons par l'étude des conditions que devra remplir l'opération pour pouvoir être efficace.

La question de savoir s'il faut opérer les fistules chez les tuberculeux est de date relativement récente.

Les anciens en effet, chez lesquels du reste se trouvent exposés presque au complet les procédés opératoires pour le traitement de la fistule, ne se sont jamais demandé si l'état général de leur malade permettait ou non l'intervention chirurgicale. Ils se sont contentés de constater que, dans certains cas, les fistules opérées n'arrivaient pas à cicatrisation. Quelques-uns d'entre eux sont allés jusqu'à remarquer la coïncidence de cette particularité avec un état cachectique de l'opéré, mais aucun n'a discuté la question de l'influence de l'opération sur l'état général du malade. A l'époque où la fistule à l'anus fut pour ainsi dire à l'ordre du jour, c'est-à-dire au moment ou Félix répéta sur l'anus du grand roi le procédé opératoire qui avait le mieux réussi sur un nombre incalculable d'anus moins précieux appartenant à des roturiers, nul ne songeait à se demander si dans tous les cas cette opération ne pouvait être tentée sans danger pour la santé du malade, question qui n'aurait pas manqué sans doute d'être posée, si le monarque avait présenté quelques symptômes de phthisie.

Dans ce temps là, la non cicatrisation de la fistule opérée reconnaissait toujours la même cause : la callosité. Aussi était-ce la callosité qu'on cherchait à détruire par tous les moyens possibles. Déjà Ambroise Paré, partageant en cela les idées de son siècle, s'exprimait de la façon suivante : « On fera des incisions pour descouvrir et amputer les callosités qui se feront avec le rasoir ou par médicaments

1. Ambroise Paré, *dixième édition*, 1641. XII° livre des *Ulcères, Fistules et Hémorrhoïdes*, page 324.

caustiques ou par cautère actuel. Car jamais on ne pourrait guerir l'ulcère fistuleux que premièrement on n'eust osté la callosité, à raison que nature ne peut produire et agglutiner les parties distantes lorsqu'il y a chair calleuse, d'autant que deux corps durs ne se peuvent unir que par le moyen de quelque humidité gluante, quelle est le bon sang...... » Et plus loin...... « Cependant il faut noter en ce lieu qu'après avoir coupé la fistule, s'il demeure quelque callosité et cuir cicatrizé qui n'ait esté emporté et trenché par le fer ou médicament, la fistule a coustume de retourner. »

Cette citation fait bien voir que du temps d'Ambroise Paré on ne songeait guère à faire jouer un rôle important à l'état général. Ces idées sur les callosités subsistèrent jusque vers la fin du xviiie siècle ; et il faut arriver jusqu'à Jean-Louis Petit (1) pour trouver des opinions nettement formulées sur les résultats de l'opération chez les phtisiques. — Cette question est traitée par Jean-Louis Petit dans tous ses détails, et les ouvrages spéciaux récents n'ont guère ajouté à cette remarquable discussion que nous ne pouvons reproduire en entier, nous contentant d'en citer le passage suivant : « S'il est des cas où l'opération doive absolument être faite en deux temps, c'est sans doute dans les poulmoniques. Les observations que j'ai faites à ce sujet sont bien remarquables. J'avouerai premièrement que je n'en ai jamais guéri ou vu guérir de ceux à qui j'ai fait ou vu faire l'opération entière ; ce qui a fait que depuis trente ans je n'ai jamais ouvert ni consenti qu'on

1. Jean-Louis Petit. *Édit.* 1774, page 116, t. II.

ouvrit complètement ces sortes d'abcès aux poulmoniques. J'en ai vu guérir quelques-uns à qui on n'a fait que la simple ouverture. Quand je dis en avoir vu guérir, j'entends parler de l'ulcère au fondement ; car tous, quoique guéris de cette maladie, sont morts peu de temps après de l'ulcère aux poumons. Mais ceux à qui l'opération a été faite complètement, sont morts plus promptement : jamais ces ulcères ne fournissent de bonnes chairs, les bords sont toujours pâles, flasques, mollets ; il n'y survient presque jamais de gonflement inflammatoire et le pus qu'ils rendent n'est jamais louable ; ils en rendent cependant beaucoup dans les commencements ; et j'ai souvent observé qu'alors les malades étaient moins fatigués de la fièvre lente et de la poitrine, que les crachats sortaient plus librement pendant les grandes suppurations de leur ulcère, et qu'au contraire, ils en étaient plus incommodés vers la fin, lorsque les suppurations devenaient moins abondantes. On en sent bien la raison.... »

Ces quelques paroles suffisent pour montrer que Jean-Louis Petit croyait que la suppuration de la marge de l'anus était de nature à empêcher ou tout au moins à retarder les progrès de la phthisie, et que par conséquent il fallait la respecter plutôt que de tenter de la faire disparaître par une opération.

Cette théorie des émonctoires salutaires a régné sans conteste presque jusqu'au milieu de notre siècle, et elle avait fait renoncer complètement à toute espèce d'opération.

Boyer insistait dans ses leçons cliniques sur ce fait que l'affection pulmonaire semblait reprendre une nouvelle activité après la guérison de la fistule.

Dupuytren avait complètement renoncé à opérer dans des circonstances semblables.

Les thèses du commencement du siècle sont unanimes pour déclarer l'opération préjudiciable aux phthisiques.

Richerand s'oppose d'une façon absolue à l'opération, qui détruit un émonctoire salutaire, créé par la nature, et qu'il faut respecter.

Il faut arriver jusqu'en 1831 pour trouver dans la thèse de Morère (1) une opposition à cette manière de voir. Celui-ci s'appuyant sur l'autorité de son maître Amussat, déclare qu'on a trop exagéré les accidents qui peuvent résulter de l'opération de la fistule chez les tuberculeux, et il cite l'observation d'un tailleur d'habits phthisique atteint de deux fistules, opérées par Amussat, et qui fut non-seulement guéri de ses fistules, mais encore vit son état général s'améliorer rapidement.

Mais Velpeau conteste l'affection spécifique chez le susdit malade, et prétend qu'il est impossible d'obtenir la guérison de la fistule chez les tuberculeux après opération.

C'est la même opinion que M. Gosselin a reprise plus récemment : « Ce n'est pas que l'opération serait de nature à aggraver la phthisie, mais elle serait inutile, et les forces du malade ne lui permettraient sans doute pas de faire les frais de la cicatrisation. »

M. Désormeaux est encore plus explicite, et prétend qu'il ne faut jamais opérer les fistules à l'anus chez les phthisiques.

Pidoux est du même avis. L'opération n'est jamais utile, elle est presque toujours nuisible.

1. Morère, Th. de Paris, 1831.

Mais cette pratique qui semblerait suffisamment justifiée par le seul fait qu'elle a rallié des hommes aussi éminents que ceux que nous venons de citer, n'a cependant pas été acceptée par tous les chirurgiens, ni même, par tous les médecins. Nous avons déjà vu qu'Amussat pratiquait l'opération chez les tuberculeux. Mais c'est à Vidal de Cassis (1) qu'il appartient d'avoir entrepris le premier la justification de l'intervention chirurgicale dans les fistules chez les tuberculeux. Voici du reste la façon dont il appuie son opinion :

« On considère comme rarement indiqué d'opérer une fistule à l'anus quand il existe une lésion viscérale bien constatée, quel que soit l'âge du sujet. Ainsi, on dit qu'il ne faut pas opérer les phthisiques et ceux qui sont menacés de phthisie, car on perd ces malades quand on les opère. D'abord, il faudrait s'expliquer sur ce qu'on entend par sujets menacés de phthisie. Qu'on y réfléchisse ; bien souvent les sujets que vous dites menacés de phthisie et même phthisiques, sont tout simplement des malades très affaiblis par la suppuration abondante qui s'opère aux environs de l'anus.

J'ai opéré avec succès en 1833 un malade qui crachait du sang, avec la poitrine très sonore, était très essoufflé et de plus avait une affection nerveuse épileptiforme ; le malade a été guéri de sa fistule, il ne crachait plus de sang et ses attaques se sont améliorées. Ainsi, j'ai toujours dit que faire une résection pénible, longue, douloureuse, dangereuse, d'une clavicule cariée à un malade qui a des poumons farcis de tubercules, c'était commettre une action que

1. Vidal, Th. de concours pour la chaire de M. op., 1841.

rien ne peut justifier, et en général, je suis opposé à toute opération pratiquée sur des malheureux voués à une mort certaine.

Mais pratiquer une simple incision à l'anus. incision qui peut avoir la rapidité de l'éclair, et qu'on peut se permettre sans en avertir le malade, ce n'est pas là faire une grande opération, c'est plutôt un complément du pansement ; je dirai même que cette incision est commandée par des clapiers qui se vident difficilement et qui retiennent ainsi une humeur, dont la facile issue éviterait des résorptions pouvant aider la phthisie à tuer le malade. Croit-on que s'il était possible d'évacuer facilement et sans danger les cavernes du poumon, on ne rendrait pas un grand service aux phthisiques? Eh bien ! il y a aux environs de l'anus de semblables cavernes, et la chirurgie vous commande de les vider. Si elles ne sont pas largement ouvertes, il faut nécessairement que vous introduisiez journellement dans ces cavités des corps absorbants, manœuvre qui, comme on sait, n'est pas sans douleur, etc. »

Une telle opinion, si nettement formulée, ne pouvait manquer d'avoir du retentissement, surtout quand Chassaignac (1) vint l'appuyer sur des résultats favorables obtenus à l'aide de sa chaîne d'écraseur. Après s'être élevé contre les anciens préjugés, il dit : « Si chez certains individus doués d'une forte constitution, la fistule à l'anus peut être portée un temps très-long sans aucun trouble notable, soit dans l'état général, soit dans l'état local, il n'en est point ainsi chez beaucoup de sujets. Chez eux la maladie est bien, en effet,

---

1. Chassaignac. *Article anus du Dictionnaire encyclopédique.*

une affection chronique, mais l'erreur est de croire qu'elle est stationnaire. Ce n'est point impunément qu'on la laisse persister un temps indéfini. Le trajet fistuleux s'altère sur tel ou tel point de sa longueur et donne lieu à de nouveaux abcès, à de nouveaux décollements qui n'existaient point dans le début de la maladie, et qu'une opération faite de bonne heure eût pu éviter. Chez certains sujets profondément débilités, les ravages que peut causer dans l'excavation du bassin une fistule qui primitivement était très facile à guérir, sont connus de tous ceux qui ont observé avec une attention scrupuleuse. Nous concluons donc que toutes les fistules à l'anus doivent être opérées et qu'elles doivent l'être d'aussi bonne heure que possible. Y a-t-il contre-indication à opérer de leurs fistules les sujets atteints de tuberculisation ? Quelques médecins pensent que la guérison d'une fistule à l'anus chez un tuberculeux, peut activer l'évolution de la tuberculisation pulmonaire de telle sorte qu'à ce point de vue, la phthisie constituerait une contre-indication à l'opération de la fistule à l'anus. — Quand on recherche l'origine de cette opinion et la valeur des preuves sur lesquelles elle serait fondée, on ne trouve guère que des raisonnements qui émanent tous d'une manière directe ou indirecte de ces idées théoriques : que la fistule à l'anus chez un phthisique est un révulsif ou un exutoire, et que supprimer un révulsif ou un exutoire dans les maladies chroniques, est une chose généralement nuisible. Mais il ne faut pas demander sur quelles séries d'observations patiemment recueillies se fonde cette manière de voir. Elle est purement hypothétique. Loin de partager cette opinion, nous pensons que la phthisie, au lieu d'être une contre-

— 43 —

indication à l'opération de la fistule anale, réclame au contraire très impérieusement l'action chirurgicale. Faisons toutefois cette réserve. Ceux qui croient à l'utilité des foyers suppuratifs externes dans la phthisie, et qui, à défaut de fistules à l'anus parsèment de cautères la poitrine de leurs malades, ceux-là, dis-je, trouvant dans la fistule anale une suppuration spontanément établie la respectent religieusement. Ceux au contraire qui regardent avec nous toute cause d'affaiblissement comme une des principales dispositions à la phthisie, et comme aggravant la situation des malades penseront qu'on ne saurait trop tôt tarir un foyer de douleur, de suppuration et d'épuisement. »

En Angleterre sir James Paget soutient la même opinion. Il prétend que des accidents peuvent se manifester après l'opération, mais que c'est là un phénomène commun à toutes les opérations faites sur les tuberculeux ; et il cite à ce sujet le cas bien intéressant d'un homme auquel on vida un abcès du creux de l'aisselle et qui mourut après avoir présenté des symptômes cérébraux. A l'autopsie on trouva des dépôts tuberculeux dans les enveloppes du cerveau (1).

A côté de ces partisans déclarés de l'opération dans tous les cas, nous trouvons d'autres médecins ou chirurgiens qui ne l'admettent que dans des cas plus ou moins nombreux.

L'homme qui a le plus contribué à propager cette idée de l'intervention conditionnelle est certainement Allingham. Cependant avant lui Curling en Angleterre avait formulé les mêmes préceptes et en France Hérard et Cornil avaient préconisé une ligne de conduite analogue.

1. Paget. *Leçons de clinique chirurgicale*, 1877, p. 37

Allingham réserve l'opération pour les phthisies au début et à marche chronique, convaincu qu'il y aurait une véritable cruauté à opérer un malade atteint de phthisie confirmée et avancée.

Il ne croit pas du reste que l'opération de la fistule chez les malades aggrave la maladie des poumons, ou en altère la marche.

Et pour appuyer sa manière de voir, il cite une suite de huit observations dans lesquelles l'opération pratiquée chez des tuberculeux a été couronnée de succès.

M. Mollière ne fait que reprendre l'idée d'Allingham et n'ajoute rien à ce qu'a écrit le chirurgien anglais.

Nous avons tenu à exposer les données du problème en citant les opinions des principaux chirurgiens et médecins qui se sont occupés de la question de l'intervention chirurgicale. Si nous résumons ces diverses opinions, nous pouvons les grouper en trois catégories :

1° L'intervention chirurgicale est funeste ou inutile.

2° L'opinion doit toujours être pratiquée.

3° (Opération mixte) — Il est des cas où il faut s'abstenir de toute intervention, il en est d'autres où il ne faut pas craindre d'opérer.

Examinons successivement chacune de ces opinions.

1° L'intervention chirurgicale est-elle funeste ?

Il n'y a pas à douter que dans certaines circonstances l'opération de la fistule n'ait provoqué une poussée aiguë de tubercules dans les poumons ; nous en citons une observation indéniable (Voir observation n° 2), et ces sortes d'exemples ne manquent pas dans la science. Nous avons même été frappé de la fréquence des hémoptysies à la suite des opérations de fistule chez les phymiques, hémoptysies qui n'ont pas eu du reste dans tous les cas des conséquences funestes. Vous sommes donc convaincu que l'opération de la fistule à l'anus chez les tuberculeux est susceptible d'avoir un retentissement profond sur l'appareil pulmonaire.

Mais ce n'est pas parce que la fistule est détruite que ces accidents se manifestent, et l'opération n'est pas suivie d'une poussée aiguë par ce fait seul qu'elle porte sur le trajet fistuleux. Toute opération pratiquée sur un tuberculeux, quelle que soit du reste la région sur laquelle on opère, est susceptible de produire les mêmes résultats. On a vu, dans certains cas, l'ouverture d'un simple abcès déterminer tous les accidents de la granulie. M. Gaujot nous en citait dernièrement un exemple. Faudra-t-il alors s'abstenir d'inciser le plus petit abcès, d'ouvrir le moindre panaris chez les tuberculeux, dans la crainte de voir la phthisie prendre une allure rapide, et cela simplement parce qu'il s'est rencontré quelques cas, où cette pratique a été suivie d'aggravation de l'affection spécifique? Une pareille abstension serait cependant aussi logique que celle qui est préconisée pour les fistules anales des phthisiques puisque nous voyons Velpeau, Chassaignac, Vidal de Cassis, Gosselin, Allingham, Paget déclarer que l'opération n'a nullement les funestes effets qu'on s'est plu à lui attribuer.

Mais nous dirons plus. La fistule peut être et est le plus souvent susceptible de favoriser le développement de l'affection spécifique.

Nous avons vu, en effet, que les fistules chez les tuberculeux avaient grande tendance à produire des décollements

et que les borgnes externes étaient plutôt des poches puru-
lentes ouvertes à l'extérieur que de véritables trajets fistuleux.
Ne semble-t-il pas que cette sécrétion continuelle d'un pus
de mauvaise nature putréfié, fétide, ne puisse provoquer
une septicémie lente, capable d'amener le malade à la plus
profonde cachexie ? Ecoutons plutôt parler Velpeau :

« Comme toute plaie qui suppure, elle peut donner lieu à
des accidents de résorption. Peut-être même en se dévelop-
pant avec lenteur et se calmant ensuite ces phénomènes de-
viennent-ils causes de certaines phthisies pulmonaires qu'on
regarde généralement comme les ayant produites. » Ainsi
pour ne pas inciser une couche quelquefois très mince de
téguments, on peut exposer le malade à des accidents de
résorption purulente. Et que dire si ce malade souffre, si
cette souffrance est vive au point d'affecter son moral, s'il
réclame l'opération avec instance ? Faudra-t-il lui déclarer
qu'il n'est aucun remède à son mal et qu'il est condamné
à porter sa fistule toute sa vie, sous peine de voir éclater
chez lui des accidents pulmonaires promptement mortels ?

Mais il est une autre objection qu'on a faite à l'opération :
il est inutile d'opérer les fistules chez les tuberculeux parce
que la cicatrisation ne se fera pas.

Cette objection est des plus sérieuses, surtout si l'on
songe qu'elle émane de chirurgiens tels que Boyer, Dupuytren, Velpeau et M. Gosselin. Si, en effet, ces chirurgiens
en sont arrivés à négliger d'opérer les fistules, chez les
tuberculeux, c'est que dans leur pratique ils ont été frappés des insuccès que leur a donnés l'opération, au point
de vue de la guérison définitive. Cependant cette proposi-
tion n'est pas rigoureusement exacte, car il existe des

exemples authentiques de fistules à l'anus opérées et guéries, bien qu'on ait eu affaire à des tuberculeux. Par conséquent, il est des cas où cette guérison pourra être tentée.

Du reste, comme l'a si bien exprimé Vidal de Cassis, alors même que la plaie ne se cicatriserait pas, les soins seront toujours plus faciles à donner à une plaie à ciel ouvert, que dans l'intérieur d'un canal où peuvent difficilement pénétrer les pièces de pansement. En tous cas, il sera plus facile, l'opération une fois faite, de s'opposer à la stagnation du pus, à sa putréfaction et à toutes ses conséquences. Nous ne parlons pas ici bien entendu de ces débridements considérables qu'on est obligé de pratiquer dans le cas de fistules profondes, à trajets multiples et étendus. Toutes les considérations qui précèdent s'appliquent plus spécialement à la variété sous-tégumentaire qui est, ainsi que nous l'avons vu, de beaucoup la plus fréquente. Une opération n'est pas inutile quand elle soulage le malade, quand elle permet de lui donner des soins plus attentifs, quand elle pare à certains accidents et enfin quand elle peut dans quelques cas être suivie de guérison sans aucun préjudice probable pour l'opéré. Or l'opération de la fistule est susceptible de remplir une ou plusieurs de ces conditions, sans enfreindre la dernière, aussi pensons-nous, que cette inutilité n'est pas démontrée pour deux raisons : la première, c'est que la guérison a été obtenue dans certains cas, la seconde, que le malade peut retirer de l'opération quelque bénéfice, alors même que la guérison n'est pas définitive.

Faudra-t-il donc toujours opérer et suivre à la lettre la pratique de Vidal de Cassis, de Chassaignac, de Paget? Si l'on songe qu'il est des fistules qui ne sont pas douloureuses, que ces fistules peuvent exister chez des tuberculeux arrivés à la dernière période, il est permis de se demander si dans ces cas il ne vaut pas mieux laisser le malade s'acheminer lentement vers le terme fatal, que de le tourmenter par une opération dont il ne saurait avoir le temps de bénéficier d'autant plus que c'est surtout chez ces derniers, que le moindre traumatisme détermine une accélération des phénomènes pulmonaires et active la marche lente de la maladie spécifique.

Pour nous résumer, nous allons essayer de préciser les cas qui semblent favorables à l'opération et ceux qui paraissent la contre-indiquer. Commençons par ces derniers :

Contre-indications définitives. — Avant toutes choses, il faut bien savoir à quelle période de la phthisie pulmonaire en est arrivé le malade porteur d'une fistule, et quelle est la forme de sa phthisie. Si les poumons sont le siège d'excavations étendues, coïncidant avec un mauvais état général ; si la tuberculisation pulmonaire a évolué avec une grande rapidité (Paget), si elle est aiguë (J.-L. Petit), et encore bien plus, si les granulations tuberculeuses ont été constatées dans un grand nombre d'organes : poumons, épididyme, prostate, tube digestif, ganglions, etc. Nous ne croyons pas qu'on puisse songer à une intervention chirurgicale. A peine celle-ci pourrait-elle être permise dans les cas de fistules extrêmement douloureuses et superficielles.

La fistule étant profonde, et offrant des prolongements avec clapiers purulents, il ne faut guère espérer de l'opération quand la constitution est profondémen atteinte, ce qui ne veut pas dire qu'il faille s'abstenir de tous soins. Les fistules de l'espace pelvi-rectal supérieur devront toujours être respectées chez les tuberculeux.

Contre-indications temporaires. — Si le sujet a été affaibli par les privations, les fatigues, ou par une mauvaise hygiène, avant de pratiquer l'opération, il est très important de relever ses forces et de le placer dans des conditions hygiéniques telles qu'il puisse réparer sa constitution appauvrie. C'est pour la même raison qu'Allingham conseille d'opérer de préférence dans la bonne saison.

Allingham, et bien avant lui Jean-Louis Petit, ont recommandé de ne pas opérer les phthisiques chez lesquels se rencontre une toux opiniâtre, car, outre qu'elle peut provoquer une hémorrhagie dans les premiers instants qui suivent l'opération, elle contribue pour une part considérable à empêcher la cicatrisation, tant par l'ébranlement général qu'elle détermine, que par les mouvements perpétuels qu'elle imprime au sphincter et qui s'opposent à ce que les bords de la plaie viennent s'affronter par une réunion rapide. Il faudra par conséquent, par un traitement approprié, diminuer ou même encore si c'est possible faire cesser complètement les accès de toux en s'adressant aux préparations opiacées.

La diarrhée est également une condition défavorable pour tenter l'opération (J.-L. Petit). Car il faut que les matières fécales soient le moins possible en contact avec les bords de la plaie pour qu'elle puisse se cicatriser. Fort heureusement, c'est encore à l'opium qu'il conviendra de s'adresser, ce médicament sera d'autant plus précieux, qu'il remplira une double indication : de diminuer la toux et de déterminer la constipation.

Indications. — Ces réserves étant faites, nous croyons que dans tous les autres cas, l'opération sera indiquée. Cependant il ne faudrait pas se faire illusion sur le résultat de cette opération, quel que soit du reste lé procédé qu'on choisisse. La guérison définitive sera toujours longue à se faire et quelquefois, souvent même, elle ne se fera pas, sans que le malade se trouve cependant pour cela dans de plus mauvaises conditions, au point de vue de son état général. Que si la plaie, suite de l'opération, arrive à bien se cicatriser, ce n'est pas une raison pour crier aussitôt victoire, car il est fréquent de voir le mal récidiver par la formation d'un nouvel abcès qui détermine une fistule au voisinage de celle qui vient d'être opérée (M. Gaujot).

Quoi qu'il en soit, toutes les fois que la fistule apparaîtra au début de la phthisie, il y a indication de pratiquer l'opération. Sous ce rapport, il est très important d'inciser les abcès tubéreux de la marge de l'anus, dès le moment de leur apparition, alors même que la fluctuation n'est pas encore manifeste, car de cette façon il sera peut-être possible de prévenir la formation de la fistule.

Même à une période assez avancée de la phthisie, si la fistule est extrêmement douloureuse et si elle plonge le malade dans le plus profond découragement, malgré l'absence de chances de guérison, il faut encore opérer pour procurer du soulagement au malade.

Il faudra toujours opérer dans le cas de vastes décollements superficiels, dans lesquels la stagnation du pus peut déterminer des accidents de septicémie.

Soins à donner aux fistules non opérables. — A supposer que l'état du trajet fistuleux ou la constitution du malade ne permettent pas l'opération, il ne faut pas pour cette raison s'abstenir de soigner la fistule. Les soins de propreté sont d'une absolue nécessité; il est inutile d'y insister.

Il est également indispensable de vider les trajets fistuleux du pus qu'ils peuvent contenir. Il sera par conséquent très utile d'y pousser des injections soit de substances désinfectantes telles que les solutions étendues d'acide phénique, de permanganate de potasse, de chloral, etc., soit comme l'a préconisé Boyer, des injections de teinture d'iode qui peuvent être à la rigueur curatives et en tout cas modifient favorablement les parois de la fistule. Il est presque inutile d'ajouter qu'il est besoin d'exercer une surveillance attentive sur l'état général et de chercher à relever autant que faire se peut cette constitution débilitée. Tout individu qui porte une fistule à l'anus se croit obligé de demeurer en place, de garder le lit. Rien ne serait plus propre à favoriser le développement de l'affection spécifique que cette réclusion volontaire. Aussi est-il très essentiel de réagir contre cette tendance à l'immobilité. Il convient de faire sortir le malade au grand air afin de donner à ses poumons une gymnastique éminemment favorable aux phénomènes de l'hématose en même temps qu'on soutiendra ses forces par une nourriture réconfortante aidée de toniques, etc. — Nous ne pouvons faire ici qu'effleurer cette question si importante et encore si controversée du traitement de la phthisie et nous renvoyons aux admirables cliniques de M. Peter pour tout ce qui a rapport à ce sujet.

Si l'opération a été résolue, et nous n'avons pas une expérience suffisante pour nous prononcer pour tel ou tel procédé opératoire, il est quelques précautions nécessaires pour en assurer la bonne exécution. Il faut avoir soin de dégager le ventre du malade par un purgatif, et au moment de l'opération on le constipe avec 5 à 8 centigrammes d'extrait thébaïque pendant trois, quatre ou cinq jours. Au bout de cinq jours on lui donne de l'huile de ricin, et on lui fait prendre un grand bain, puis on le constipe de nouveau (Trélat). De cette façon on n'a pas à craindre le contact irritant des matières fécales qui gêneraient certainement la marche régulière de la cicatrisation.

Avant et après l'opération, il est de toute nécessité de tonifier le malade et de le mettre à un régime réconfortant.

Nous ne voulons pas, ainsi que nous l'avons déjà dit faire ici l'étude des divers procédés opératoires qui ont été usités pour la cure de la fistule. Nous nous contenterons de faire remarquer que les fistules, chez les tuberculeux, s'accompagnant généralement de décollements assez considérables, il est peu probable que l'incision simple puisse suffire dans la majorité des cas, aussi croyons-nous qu'il est indispensable de modifier le trajet fistuleux et de l'exciter de façon à rendre les bourgeons charnus propres à fournir les éléments d'une bonne cicatrisation.

L'opération terminée le malade est sujet à divers accidents :

1° L'*hémorrhagie*. — Elle est très rare quand le malade ne tousse pas et en tous cas elle s'arrête presque toujours avec une extrême facilité.

2° *La rétention d'urine.* — C'est un accident commun et qui n'est que temporaire, aussi ne faut-il pas s'en inquiéter. Cependant s'il persistait, il faudrait craindre un abcès consécutif à l'opération.

3° *Les clapiers secondaires.* — Ils peuvent se former dans le cours du traitement par cicatrisation inégale de la plaie. C'est un accident fréquent chez les tuberculeux. Il suffit de les inciser.

4° *L'incontinence des matières fécales.* — Dans les fistules sous-tégumentaires cet accident est assez rare, mais il est fréquent quand on est obligé de sectionner le sphincter, aussi est-ce une des raisons pour lesquelles il faut craindre d'opérer les fistules profondes.

5° *L'accélération de la tuberculisation pulmonaire.* — Il peut se présenter deux cas :

1° L'opération détermine une poussée du côté du poumon (augmentation de la toux, dyspnée, hémoptysies, etc.) puis, au bout de quelques jours, ces symptômes s'apaisent et tout rentre dans l'ordre.

2° D'autres fois, les accidents pulmonaires s'aggravent d'une façon définitive et le malade succombe aux progrès de la phthisie, qui, tantôt peut être aiguë et rapidement mortelle, tantôt, et plus fréquemment, s'accentue graduellement, avec lenteur et, dans ce cas, est plutôt l'effet des mauvaises conditions hygiéniques où se trouve le malade que de l'opération elle même.

La cicatrisation de la fistule après opération ne détermine pas ainsi qu'on l'a dit une aggravation de l'état général. Mais il est bien certain que le malade est exposé à voir se développer chez lui tous les accidents dont les tuberculeux en général ont le triste apanage. Aussi faut-il bien s'attendre à voir l'affection spécifique triompher dans un délai plus ou moins éloigné.

OBSERVATION I (*personnelle*).

Fistule à l'anus complète. — Tuberculose pulmonaire.

Le nommé Jacquet Jean, âgé de 23 ans, garçon de salle, né à Latuille (Savoie), entre à l'hôpital de la Charité, service de M. Desnos, le 18 novembre 1880, lit 19. Cet homme paraît au premier abord jouir de tous les attributs d'une florissante santé. Il est gras, bien musclé et dit n'avoir jamais été malade avant cet automne. Il y a deux mois seulement il a commencé à tousser et a eu à plusieurs reprises d'abondantes hémoptysies qui s'accompagnaient d'une grande gêne dans la respiration ; puis les hémoptysies ont disparu au bout de quinze jours et ne se sont pas renouvelées depuis. La toux a également beaucoup diminué. A ce moment là, le malade n'avait pas de diarrhée, il était au contraire très constipé. — Il lui arrivait souvent d'éprouver au fondement des cuissons désagréables, surtout après avoir marché un peu plus que de coutume. Un mois après cette première manifestation, il s'aperçut qu'il avait à la marge de l'anus une petite tumeur qui ne tarda pas à grossir de façon à acquérir au bout de quinze jours le volume d'une petite noix. Cette grosseur était du reste absolument indolente, elle causait seulement au malade une petite démangeaison qui l'obligeait à se gratter fréquemment, elle était très-dure au toucher. Des cataplasmes furent appliqués sur la région et eurent pour effet de ramollir la tumeur et de provoquer son ouverture à la peau. Il en sortit un pus très-épais. L'orifice au lieu de se fermer s'agrandit après évacuation du pus, depuis ce temps il ne s'est pas fermé. Actuellemen, 15 décembre, l'état général du malade est assez satisfaisant. Toutefois la diarrhée l'affaiblit beaucoup. La toux est peu intense. Pas de crachats. Sueurs abondantes pendant la nuit. Pas de fièvre. L'examen de la poitrine révèle l'existence d'une induration du côté droit ; diminution du murmure vésiculaire et expiration prolongée, exagération des vibrations thoraciques et sub-matité à droite. Quelques craquements rares en arrière et à droite.

L'anus est profondément enfoncé entre les deux fesses qui sont volumineuses. La marge de l'anus est très-foncée, d'une couleur rouge violacée, elle est couverte de poils fins, modérément longs, non frisés et très abondants. Les tissus de la marge de l'anus sont indurés surtout au niveau où la peau perd sa coloration. Sur la partie gauche de la marge de l'anus, à 1 centimètre en-viron de l'orifice anal, apparaît un orifice large pouvant admettre la pulpe de l'index, dont les bords sont déchiquetés, flasques violacés, décollés ; cet orifice, conduit dans une vaste poche peu profonde mais très étendue en superficie, dans laquelle le stylet pénètre en tous sens en soulevant les téguments.

Cette poche paraît avoir de 1 centimètre à 1 cent. 1/2 de dia-mètre en tous sens, mais en avant et en dedans, le stylet s'enfonce profondément, et il est facile de sentir en pratiquant le toucher rectal qu'il conduit jusque dans l'anus ; la fistule est complète. L'orifice interne, très appréciable au doigt, est large comme un gros pois, et siège à 2 centimètres environ de l'orifice anal. Le trajet fistuleux est entièrement sous-cutané et sous-muqueux. Le sphincter est faible et l'on sent au doigt quelques varicosités dans l'ampoule rectale. Prostate saine.

Cette fistule est très-peu douloureuse. La suppuration un peu abondante ; le pus est séreux, mal lié, fétide.

Le malade supporte facilement sa fistule et ne demande pas à ce qu'elle soit opérée.

OBSERVATION II

Clinique chirurgicale du Val-de-Grâce. Service de M. le professeur Gaujot.
Tuberculisation pulmonaire. — Fistule à l'anus opérée par la méthode
de Boyer. — Mort.

D... Eugène, âgé de 28 ans, garde républicain, 5ᵉ escadron,

entré au service en avril 1874, entré à l'hôpital du Val-de-Grâce, service de M. Gaujot, le 7 mars 1881.

Cet homme exerçait le métier de forgeron avant son incorporation, et à ce moment avait une excellente santé. Il n'accuse pas d'antécédents héréditaires ni personnels. Il dit seulement que depuis deux ou trois ans il est sujet à s'enrhumer pendant les hivers.

Dans les premiers jours du mois de février, il s'aperçut de l'existence d'une tumeur occupant le côté gauche de l'anus. Cette tumeur grossit peu à peu de façon à présenter le volume d'une noix en l'espace de quelques jours. Cette grosseur était très-douloureuse, même à l'état de repos, douleurs lancinantes, s'exaspérant au moindre mouvement au point d'être intolérables et de rendre la marche absolument impossible.

Quand cette tumeur apparut, le malade n'avait pas de diarrhée, il allait difficilement à la selle, mais il suait pendant la nuit, et quand il montait à cheval, il mouillait de sueur son pantalon.

La tumeur en question, qui n'était autre chose qu'un abcès de la marge de l'anus, fut incisée le 16 février à l'infirmerie par le médecin major. Le malade fut immédiatement soulagé, et au bout de quinze jours de séjour à l'infirmerie toute douleur avait complètement disparu. Toutefois la plaie faite par le bistouri ne s'était pas complètement fermée et il était resté un petit orifice gros comme une tête d'épingle par lequel suintait un peu de pus. Enfin l'homme, qui est garde à cheval, ne peut reprendre aussitôt son service et six jours après sa sortie de l'infirmerie, il entre à l'hôpital du Val-de-Grâce.

On constate alors l'existence d'une fistule borgne externe dont l'orifice très-petit est situé sur une tumeur grosse comme une noisette. Le stylet introduit par cet orifice fait voir que son pourtour est décollé. Il est impossible de trouver un orifice interne.

L'opération est pratiquée le 17 mars 1881, suivant la méthode de Boyer (incision) par M Charvote. Elle a été faite sous le chloroforme.

La fièvre s'est déclarée le soir même de l'opération et le lendemain soir la température atteignait 40°. Cette température se maintint les jours suivants avec rémissions matinales. Le troisième et le quatrième jour après l'opération, des hémoptysies se sont déclarées, elles n'ont pas reparu depuis.

Avant l'opération on n'avait constaté chez cet homme que quelques signes pulmonaires : à droite et à gauche, au sommet de chaque poumon, il y avait un peu de matité, la respiration était affaiblie, l'expiration un peu prolongée, saccadée. Le malade toussait un peu, n'avait pas de fièvre le soir, mangeait bien ; en somme très peu de signes, bien qu'on eut la conviction cependant que cet homme était en possession de la diathèse.

Après l'opération, les phénomènes pulmonaires ne tardèrent pas à s'accentuer, et l'affection qui sommeillait revêtit tout à coup un caractère d'acuité allant toujours croissant. Dans les derniers jours du mois de mars, la toux commence déjà à devenir fréquente et pénible, la voix d'abord voilée s'affaiblit de plus en plus et le 1er avril le malade est complétement aphone. Saignements de nez, crachats abondants, verdâtres, opaques, striés des lignes jaunes.

L'auscultation donne en arrière et à gauche des craquements humides. Gargouillement, souffle caverneux. A droite quelques craquements, râles de bronchite disséminés. Dans les derniers jours de mars apparaît le délire pendant la nuit. Sueurs très abondantes. La température se maintient élevée le soir.

Le 6 avril. — Apparaissent des ulcérations à la partie inférieure du bord de la langue. Saignements de nez abondants. Délire le soir et la nuit. Température du soir 40°.

7 et 8 avril. — Le mal s'accentue ; mais l'appétit est conservé ; il est même exagéré. Le délire est très-violent pendant la nuit et les sueurs nocturnes sont extrêmement abondantes. Aphonie complète. La plaie de l'anus est lisse, pâle, molle et a un mauvais aspect. On y introduit une mèche tous les jours, sans grand résultat. Suppuration assez abondante.

9, 10, 11 *avril*. — La fièvre est continue avec redoublement vespéral, les sueurs sont toujours abondantes. Le délire est de plus en plus accentué mais il ne se manifeste guère que pendant la nuit, et se reconnaît à peine pendant le jour. Peu de dyspnée. Il est à remarquer que, malgré cet état général si grave, l'appétit est conservé ; le malade mange deux portions. A l'auscultation, gargouillement énorme et souffle caverneux dans toute l'étendue des poumons surtout à gauche. Aux sommets véritable bruit de drapeau.

13 avril. — Le délire a été très-violent pendant la nuit ; le malade a voulu se lever et on a dû le remettre dans son lit. On lui donne un planton.

Le 14. — La température vespérale est de 40°,2 ; la dyspnée est très accentuée, le délire est moins violent, il est remplacé par de la stupeur.

Le 15. — Température le soir 47°. Respiration très embarrassée. Bruit de gargouillement dans toute la poitrine. La connaissance s'en va. Le malade succombe le 16 avril à 3 heures du matin.

A l'autopsie. — Les poumons sont farcis de tubercules et très hypertrophiés, surtout le poumon gauche. Cavernes dans les sommets. Ganglions peri-bronchiques congestionnés et contenant des tubercules. L'examen micrographique du trajet fistuleux fait par M. le professeur Kiéner n'a pas permis de constater la présence de granulations tuberculeuses.

OBSERVATON III

Clinique chirurgicale du Val-de-Grâce, service de M. le professeur Gaujot. Tuberculose pulmonaire. — Fistule anale opérée par l'écraseur.

Legros Élie, 23 ans, né à Vrix, Loire-Inférieure, 2° soldat au 25° régiment d'infanterie, incorporé en novembre 1879, entre à l'hôpital du Val-de-Grâce, salle 29, lit n° 4, le 10 février 1881.

C'est un homme brun, de médiocre constitution, d'un tempérament lymphatique qui exerçait avant d'être soldat la profession de cultivateur. Il n'a eu aucune manifestation scrofuleuse dans son enfance. Pas d'antécédents héréditaires. En 1877 il a eu les oreillons avec une orchite, qui a abouti à une atrophie du testicule gauche.

Vingt-cinq jours après son arrivée au corps il est atteint d'une fièvre typhoïde pour laquelle il est soigné à l'hôpital Saint-Martin, et qui lui dure deux mois. Il obtient trois mois de convalescence.

L'an dernier, mai 1880, il prend une pleurésie du côté droit qui l'oblige à garder le lit pendant deux mois, à l'hôpital d'Ancenis. Il a encore trois mois de convalescence. A la suite de cette pleurésie il a continué à tousser et pendant sa convalescence il n'a pas vu revenir ses forces perdues et il n'est pas plus tôt rentré au corps qu'il commence à se plaindre d'une douleur très-vive dans le fondement ; il s'aperçoit en même temps, qu'il porte une tumeur grosse comme une noix à la partie latérale gauche de la marge de l'anus. Cette grosseur ne tarda pas à rétrocéder et disparut peu à peu, mais alors apparut une autre tumeur plus en avant à la partie antérieure près de la ligne médiane. Cette tumeur grossit de façon à acquérir le même volume que la précédente elle était également fort douloureuse, surtout pendant la marche et dans les efforts de toux, cette dernière tumeur, n'ayant aucune tendance à disparaître spontanément, fut ouverte à l'infirmerie quinze jours environ après son apparition. Il en sortit une quantité assez grande d'un pus jaune, fétide, mélangé de sang. Le malade fut beaucoup soulagé, mais la plaie ne se cicatrisa pas et en même temps la première tumeur reparut avec ses dimensions primitives, cet abcès resta ainsi quinze jours, puis il fut incisé et vidé à l'hôpital Saint-Martin et le pus qui en sortit était d'une extrême fétidité.

Notons qu'à ce moment le malade avait de la constipation, et des sueurs très-abondantes. Les deux plaies restèrent ainsi suppurant médiocrement et n'étant presque pas douloureuses pendant onze jours. Jamais le malade ne s'est aperçu qu'il sortît soit des matières, soit des gaz par les orifices fistuleux. Ces fistules paraissent l'une et l'autre avoir été simplement borgnes externes.

Le 15 décembre 1880 l'opération des deux fistules fut faite à l'hôpital Saint-Martin à l'aide de l'écraseur. Elle eut lieu sans accident. L'état général du malade ne paraît pas avoir été modifié dès le début. Il n'a eu ni hémoptysie, ni augmentation de la toux, ni phénomène pulmonaire d'aucune sorte, mais localement les plaies ne manifestèrent aucune tendance à se réunir, malgré l'introduction de mèches et les cautérisations répétées au nitrate d'argent. C'est dans cet état que le malade est évacué au Val-de-Grâce le 10 février.

Au 20 mars, c'est-à-dire onze mois après l'apparition de la fistule et trois mois et cinq jours après l'opération, l'état général du malade n'est pas très-satisfaisant ; il mange sans appétit, a beaucoup maigri depuis qu'il a été opéré ; la toux a augmenté et elle provoque souvent des envies de vomir ; expectoration muco-purulente. Des sueurs profuses se manifestent pendant la nuit. Pas de diarrhée. L'examen de la poitrine révèle une induration du sommet droit : respiration soufflante, expiration prolongée, exagération des vibrations thoraciques, diminution du murmure vésiculaire. Submatité sous la clavicule droite.

Les deux ischions sont saillants, l'anus n'est pas très enfoncé. La marge de l'anus est indurée, rouge violacée avec une légère teinte cuivrée sur ses bords. Elle est recouverte de poils soyeux, frisés, modérément longs. L'orifice anal est aussi de couleur très foncée et sur le fond se détache un pointillé blanc-jaunâtre. Le sphincter est très faible et n'offre aucune résistance au doigt qui cherche à le pénétrer. Le malade nous dit que quand il a la diarrhée il laisse échapper ses matières fécales. Pas d'hémor-rhoïdes. A la partie postérieure gauche de l'orifice anal existe une plaie peu profonde dans les bords sont indurés et cicatrisés, tandis que le fond est constitué par une ulcération rouge granuleuse, peu suppurante. En arrière de cette plaie se trouve un petit diverticulum sous-cutané de 1 centimètre environ de longueur au niveau duquel le tégument est d'un rouge très foncé et remarquable par sa mollesse et sa flaccidité. Cette plaie est située à gauche non loin de la ligne médiane.

A la partie antérieure gauche de l'anus on remarque une autre plaie présentant les mêmes caractères, mais un peu plus large et un peu plus déchiquetée, en avant une cicatrice. La partie postérieure qui regarde l'anus est constituée par des surfaces indurées à fond rouge présentant quelques plaques blanches.

Le 25 mars, M. Charvot fait dans les trajets des cautérisations avec le cautère Paquelin. Cette cautérisation est très douloureuse. Température 39°,6.

Le 26 au matin la fièvre est descendue à 37°, mais elle remonte le soir à 39°,9 : les parties sont recouvertes d'une eschare très superficielle La toux n'est pas augmentée.

Le 27. — T. 37°. P. 37°,2,

Le 28. — M. 36°8. Plus de fièvre. Le malade continue d'aller bien les jours suivants. Pansement à sec avec charpie introduite dans les plaies.

Le 6. — Nouvelle cautérisation au cautère Paquelin. La suppuration est très-abondante et de bonne nature. Le malade tousse un peu plus que les jours précédents.

Le 8. — Le malade se plaint de sa toux qui revient par quintes. Les surfaces cautérisées n'ont pas beaucoup changé d'aspect ; cependant la cicatrisation commence à se faire sur les bords.

Le 20 avril. — La toux est notablement augmentée. Crachats nummulaires.

Le 21. — Cautérisation superficielle avec la pâte de Canquoin. Les jours suivants il n'y a pas de fièvre ni d'aggravation des phénomènes pulmonaires. Dès le 25, les plaies ont meilleur aspect et une cicatrisation franche s'effectue sur les bords.

Le 29. — Le malade se plaint de sa toux qui augmente, dit-il, chaque jour. Ces plaies de l'anus se cicatrisent toujours de la périphérie au centre ; la plaie antérieure qui a été à peine touchée par le Canquoin ne se cicat.ise pas aussi vite que la plaie postérieure.

Le *4 mai*. — Examen au spéculum. Les plaies sont presque complétement cicatrisées, surtout à la partie supérieure. Mais les symptômes pulmonaires s'accentuent. La toux est considérablement augmentée, expectoration plus abondante. En avant et en arrière, râles sous-crépitants du côté droit, très nombreux au sommet.

En somme, les cautérisations, soit au cautère Paquelin, soit à la pâte de Canquoin, ont pu chez ce malade amener la cicatrisation presque totale des plaies qui étaient restées pendant quatre mois sans présenter aucune tendance à la guérison. Mais l'affection pulmonaire a fait pendant ce temps des progrès assez rapides pour faire craindre que le malade ne puisse longtemps bénéficier de la guérison de ses deux fistules.

OBSERVATION IV

Communiquée par M. Boulay, interne des hôpitaux. Tuberculose pulmonaire. Fistule anale opérée par la ligature élastique.

Le nommé Lauger, âgé de 26 ans, entre le 8 février 1881 à l'hôpital Saint-Antoine, service de M. Périer, salle Saint-Christophe, lit n° 5.

Ramollissement et petites cavernes au sommet du poumon gauche.

Fistule ou plutôt fistulette immédiatement sous muqueuse dont l'orifice externe siége sur la partie latérale gauche de l'anus et remontant jusqu'à une hauteur d'environ 1 centimètre 1/2 à 2 centimètres.

La fistule a été traitée par la ligature élastique, au moyen d'un fil très fin.

La douleur a été assez vive les quatre premières heures de

l'application, mais elle s'est ensuite apaisée et le fil a bien été supporté par le malade.

Le fil est tombé le cinquième jour. Au-dessous, la plaie avait une belle apparence rosée.

La plaie a continué à suppurer légèrement pendant huit jours, sans présenter aucune tendance à la cicatrisation. Le malade est sorti le 14 mars, avec une plaie rose ayant un bon aspect.

Pour M. Périer les fistulettes tuberculeuses ordinairement sous-muqueuses, sont surtout celles qu'on peut considérer comme susceptibles d'être traitées par la ligature élastique, car le fil n'étreignant que la muqueuse, n'est presque pas douloureux, tandis qu'il provoque des douleurs atroces quand la peau se trouve prise.

OBSERVATION V

Sédillot, aide major au Val-de-Grâce. *Gazette médicale* 1833, p.625.

Vieillepans, soldat au 40e de ligne, âgé de 27 ans, entra au Val-de-Grâce le 3 septembre 1832 et fut placé dans mon service salle 22, lit n° 29. Il n'avait accusé qu'une fistule à l'anus, mais il était depuis longtemps atteint d'une pneumonie chronique droite qui nous parut contre-indiquer l'opération. La fistule avait été la suite d'un abcès développé sans causes connues et elle datait de huit mois. Un régime sévère, quelques sangsues, un vésicatoire, l'opium à petites doses avaient calmé la fièvre et diminué l'expectoration. Malheureusement ce bien être tourna au profit de la faim qui devint insatiable. Manger fut la seule idée de ce malade ; outre la demi portion qu'il parvint à obtenir à force de plaintes et de cris, il achetait des aliments, s'en faisait apporter et trompait toutes les surveillances. Une teinte jaunâtre, un peu de gonflement de la face, la fréquence du pouls montraient les progrès de l'affection. Mais le malade soutenait aller mieux que jamais et répondait à nos observations par la demande de nouveaux aliments. Enfin le 20 septembre, il avoua qu'il n'en pouvait plus, qu'il étouffait ; il avait du dévoiement, des sueurs, une insomnie continuelle. La diète, quinze sangsues à l'anus arrêtèrent la diarrhée, mais deux jours après on trouva un pain de deux livres sous l'oreiller du malade qui mourut le 31 octobre, deux mois après son entrée à l'hôpital.

Examen cadavérique. — Désorganisation complète du poumon droit, dont la moitié supérieure est une vaste caverne remplie de pus ; poumon gauche assez sain et crépitant, mais les bronches en sont énormément dilatées et obstruées par un mucus puriforme, système digestif sain.

La fistule n'offrait qu'un seul orifice antérieur situé à six lignes environ du côté gauche de l'anus ; cet orifice assez large et le siège d'un suintement abondant pendant la vie, conduisait par plusieurs trajets sinueux, noirâtres et indurés à trois ouvertures du sphincter anal ; les deux autres plus élevés de quelques lignes correspondaient à une rangée de vastes lacunes occupant sur une seule ligne circulaire, le pourtour de l'intestin. D'autres trajets fistuleux s'élevaient beaucoup plus haut, mais en s'écartant du rectum dont les parois n'étaient nullement dénudées ; quelques-uns offraient une membrane interne blanche, lisse, comme séreuse qui représentait parfaitement un canal veineux.

OBSERVATION VI

(Communiquée par M. Boulay, interne des hôpitaux).
Tuberculose pulmonaire au début. — Fistule anale.

Le nommé Brinette, âgé de 39 ans, mécanicien, entre au service de M. Mesnet, salle Saint-Hilaire, lit n° 7. Au mois de novembre dernier, il commença à tousser, il s'aperçut qu'il maigrissait, qu'il perdait l'appétit. Vers le même moment il eut plusieurs hémoptysies. Les signes physiques actuels révèlent une induration du sommet gauche.

Au mois de novembre également, c'est-à-dire, au début de son affection, il a senti au pourtour de l'anus une petite tumeur, un petit clou qui occasionnait une vive douleur et qui a poussé dans l'espace de quelques jours. Il est devenu gros comme une noisette et, sous l'influence des cataplasmes, il s'est ouvert, a donné issue à une petite quantité d'un pus jaunâtre. Depuis ce moment, il est constamment resté ouvert et l'humeur qui s'en écoule, tache et empèse son linge. Il en sort aussi des matières fécales quand le malade vient d'aller à la selle. Pas de diarrhée, plutôt de la constipation. Il ne ressent aucune douleur si ce n'est quand il se purge : il a alors une cuisson assez forte autour de l'anus à l'endroit de la fistule.

L'orifice externe est situé sur la partie latérale gauche de l'anus, à un cent. environ du pourtour anal. Il est régulier, arrondi, du volume d'un petit pois environ. Tout autour, la peau est un peu rouge et indurée. Pas de décollement bien marqué ; un stylet introduit par l'orifice externe, remonte sur la partie latérale gauche du rectum, immédiatement au-dessous de la muqueuse, jusqu'à une hauteur de deux centimètres environ. Mais il est absolument impossible de découvrir ni de sentir avec l'index un orifice interne.

OBSERVATION VII

Communiquée par M. Bouley interne des hôpitaux.
Tuberculose pulmonaire avec caverne des deux poumons. — Fistule anale.
Mort.

Le nommé C..., âgé de 48 ans, menuisier, entre le 16 mars 1881 à l'hôpital Saint-Antoine, service de M. Mesnet, salle Saint-Hilaire, lit n° 3.

Les premiers symptômes de l'affection semblent remonter au mois de novembre. C'est alors, dit le malade, qu'il a commencé à ressentir des douleurs dans la poitrine et qu'il s'est mis à tousser. Actuellement il est atteint de tuberculose très avancée ; l'examen de la poitrine révèle de grandes excavations dans les deux poumons.

Au mois de novembre dernier, au début même de sa maladie, ou du moins en même temps que la toux aurait apparu à l'anus un petit bouton, un petit clou, pour employer l'expression du malade. Ce bouton était le siège de démangeaisons assez vives pour forcer le malade à se gratter, et d'une sensation de chaleur incommode qui n'arrivait jamais à une douleur véritable. D'abord du volume d'une noisette, la petite tumeur s'est mise à grossir assez rapidement pour arriver au volume d'une grosse noix, puis elle a crevé en donnant issue, par l'orifice ainsi formé, à une petite quantité d'un pus jaune verdâtre et gluant. L'ouverture s'était faite spontanément pendant la nuit ; et c'est en se réveillant le matin que le malade s'est aperçu que son abcès était percé. Notons ici que pendant son service militaire, c'est-à-dire vers l'âge de 22 à 25 ans, il aurait eu, à quelques mois d'intervalle et dans le cours d'une blennorrhagie, deux fistules survenues de la même façon et présentant les mêmes accidents que cette dernière et qui se seraient guéries très-facilement.

Quoi qu'il en soit, la fistule dont il est atteint depuis le mois de novembre, ne s'est jamais refermée, le malade raconte qu'elle reste quelquefois deux ou trois jours sans suppurer, puis la suppuration recommence ensuite pendant deux ou trois jours et ainsi de suite. Il n'est jamais sorti de matières fécales par l'orifice de la fistule. Le malade ne ressent aucune douleur à ce niveau et ne s'inquiète nullement de ce petit accident.

L'orifice de la fistule est situé sur la partie latérale gauche de l'anus, à peu près au milieu et sur les confins de la peau et de la muqueuse. Il est irrégulier, triangulaire, un peu déchiqueté sur les bords ; il mesure 4 ou 5 millimètres dans sa plus grande largeur. Tout autour dans une circonférence d'un centimètre environ, la peau est rouge et indurée ; décollement périphérique

dans une étendue d'un demi-centimètre environ. Un stylet introduit par l'orifice externe remonte sur la partie latérale gauche
du rectum, immédiatement au-dessous de la muqueuse jusqu'à
une hauteur de deux centimètres environ ; mais il est absolument
impossible de découvrir ni de sentir un orifice interne.

L'état général est très grave, la maigreur est extrême et les
forces sont presque complètement épuisées ; en outre, le malade
est sous le coup d'une diarrhée opiniâtre qu'il conserve depuis
le mois de novembre, c'est-à-dire à peu près constamment depuis
plus de quatre mois.

Cet état ne fait qu'empirer les jours suivants, et le malade ne
tarde pas à s'éteindre sept jours après son entrée à l'hôpital.

Autopsie. — Les deux poumons sont infiltrés de tubercules.
Cavernes multiples aux deux sommets.

A la partie inférieure du gros intestin à partir de 15 centimètres au-dessus de l'anus et dans une étendue de 20 centimètres environ existent des ulcérations de forme elliptique
assez régulière, sous-muqueuses, à bords décollés, à fond saillant
au centre et d'une couleur brun foncé. On en compte sept de
dimensions inégales, mais ne dépassant pas 1 centimètre dans
leur plus grand diamètre. Tout autour la muqueuse est saine.

L'ampoule rectale est très ample, l'anus est flasque, ridé, l'orifice externe de la fistule est déchiqueté, et en ouvrant le
trajet fistuleux par la partie externe on tombe dans une cavité
irrégulière présentant deux prolongements principaux l'un en
avant du côté du rectum de 2 centimètres, l'autre en arrière de
1 centimètre est moins accentué, cette poche est sus-sphincté-
rienne, elle ne communique nullement avec l'anus, mais la
muqueuse anale à ce niveau a une couleur plus foncée que par-
tout ailleurs. Les parois du trajet fistuleux sont indurées et
présentent à leur partie externe deux petits points blanchâtres
au-dessous de la membrane qui la tapisse.

La pièce que nous avons soumise à M. Kiener, professeur
agrégé au Val-de-Grâce, n'a pu être l'objet d'un examen micrographique, vu son état de putréfaction avancé.

CONCLUSIONS

1° Les phthisiques sont tout particulièrement prédisposés aux fistules à l'anus.

2° Cette fréquence des fistules anales chez les tuberculeux tient à des altérations locales, conséquences de la phthisie, mais dont il est difficile de préciser la nature. L'origine tuberculeuse de ces fistules n'est pas suffisamment démontrée, et elle n'est pas indispensable pour expliquer et la fréquence et la nature du phénomène.

3° Les fistules sont le plus souvent sous-tégumentaires, rarement profondes et ont une tendance marquée à produire des décollements.

4° Elles naissent plus lentement que les autres fistules, et, une fois produites, leur trajet s'organise de telle façon que la cicatrisation en est impossible sans opération.

5° Elles ont un aspect spécial qui permet d'en faire une description à part, mais leurs caractères particuliers s'ils peuvent faire présumer l'affection spécifique dans certains cas, ne sont ni assez précis ni assez constants pour établir le diagnostic de phthisie à la simple vue de la lésion locale.

6° C'est à tort qu'on a considéré la fistule à l'anus chez les tuberculeux comme un émonctoire salutaire. Son utilité est une hypothèse et la réalité de ses inconvénients suffit pour motiver l'intervention chirurgicale.

7° L'opération peut ne pas être sans influence ni sans danger sur le développement de la tuberculisation pulmonaire ; toutefois la possibilité de son action nocive tient à d'autres causes qu'à la suppression de la fistule.

8° L'intervention chirurgicale est indiquée dans la plupart des cas. L'état général restera le plus souvent indifférent à l'opération et en revanche elle soulagera souvent, guérira quelquefois le malade.

9° Quel que soit le procédé opératoire auquel on s'adresse, il sera bon de chercher à modifier les parois de la fistule, et on pourra répondre à cette indication en cautérisant les trajets, par le cautère actuel, le thermo-cautère, la pâte de Canquoin, etc.

10° Il est indispensable de ne pas oublier les soins que réclame l'état général.

11° La cicatrisation est possible, mais toujours longue à se faire et en tous cas, elle ne préserve pas d'une récidive. Quelquefois cette cicatrisation est impossible à obtenir, quoi qu'on fasse.

12° Quand l'intervention chirurgicale est contre-indiquée, la fistule, loin d'être abandonnée, devra être l'objet de soins attentifs de la part du chirurgien, qui assurera la plus grande propreté de la région, empêchera la stagnation du pus et fera tout son possible pour que le malade ait peine à s'apercevoir de l'ennuyeuse lésion dont il est le porteur.

INDEX BIBLIOGRAPHIQUE

Ambroise Paré. — OEuvres, Xᵉ édition, 1641. Page 324.

Petri de Marchettis. — Observationum medico chirurgicorum rariorum sylloge. Padoue 1664. Traduction de Th. Bonet. Tome III, page 170.

Jean-Louis Petit. — Édition 1774. Page 116, tome II.

Dictionnaire en 60 volumes. — Article Fistule. Tome XV, page 562. 1816.

Richerand. — Nosographie et thérapeutique chirurgicales, 1821.

Raymond. — Traité des maladies qu'il est dangereux de guérir, 1816.

Ribes. — Recherches sur la situation de l'orifice interne de la fistule à l'anus. Revue médicale, tome I, 1820.

Morère. — De la fistule à l'anus. Th. de Paris, page 9, 1831.

Velpeau. — Article Anus du Dictionnaire en 30 volumes, 1833.

Bulletin de la Société anatomique. — 1834.

Vidal de Cassis. — Gazette médicale. Fistule à l'anus. Page 819, 1833.

— Annales de chirurgie, 1844.

— Gazette des hôpitaux. Août 1847. Page 389.

Deschamps. — De la fistule à l'anus. Thèse de Paris, 1833.

Laennec. — Traité d'auscultation. Tome II, page 35.

Louis. — Recherches sur la phthisie, 1843.

Bondet. — Quelles sont les causes et les modes de formation des fistules à l'anus. Th. de Paris, 1842.

Groshaus. — Journal de médecine de Bruxelles, 1847. Tome V, page 446. Sur l'apparition des fistules anales chez les tuberculeux.

Herard et Cornil. — De la phthisie pulmonaire, Page 403, 1867.

Curling. — Diseases of the rectum, 1863.

Chassaignac. — Art. Anus du Dict. encyclopédique.

Gosselin. — Art. Anus du Dict. de médecine et de chirurgie pratiques.

Desormeaux. — Art. Fistule du Dict. encyclopédique.

Pozzi. — Art. Fistule du Dict. de médecine et de chirurgie pratiques.

— Thèse inaugurale, Paris, 1873.

Chopart. — Étiologie de la fistule à l'anus. Th. Paris, 1874.

Verneuil. — De la chirurgie réparatrice, page 219. 1875.

Trélat. — Gazette des hôpitaux, page 110. 1861.

Cornil. — Étude clinique sur les ulcérations intestinales par Péan et Malassez. 1871.

Grisolle. — Traité de pathologie interne. Tome II, page 526. Édit. 1879.

Pidoux. — Traité de la phthisie.

Pourieux. — Recherches sur la fréquence des fistules à l'anus, ótites et panaris chez les tuberculeux. Th. de Paris, 1874.

Berger. — Thèse d'agrégation. Paris, 1875. De l'influence des maladies constitutionnelles sur la marche des lésions traumatiques.

Volkmann. — Beitrage zûr chirurgie. Leipzig, 1876, page 357.

Peter. — Cliniques. Abcès de l'anus et tuberculisation pulmonaire. Tome II, page 408.

W. Allingham. — Traduction par Poinsot. Maladies du rectum. 1877.

Sir James Pajet. — Leçons de clinique chirurgicale, 1877. Page 37.

Ferreol. — Bulletins de la Société médicale des hôpitaux, 12 juin 1874,

Mollière. — Maladies de l'anus et du rectum, 1878.

Guerlin. — Th. de Paris, 1878, De l'opération de la fistule à l'anus chez les tuberculeux.

Desprès. — Pratique journalière de la chirurgie. Page 400, 1877.

Spillmann. — Th. d'agrégation, 1878, De la tuberculisation du tube digestif.

Jullien. — Article prostate (tubercules). Dict. de médecine et de chirurgie pratiques, Tome XXIX, page 686,

Sappey. — Traité d'anatomie descriptive, Tome III, page 589, Édition 1876,

Imprimerie A. Derenne, Mayenne. — Paris, boulevard Saint-Michel, 52.

www.ingramcontent.com/pod-product-compliance
Ingram Content Group UK Ltd.
Pitfield, Milton Keynes, MK11 3LW, UK
UKHW022359070726
13614UKWH00003B/1217